96

Anaesthesiology and Resuscitation
Anaesthesiologie und Wiederbelebung
Anesthésiologie et Réanimation

Editors:

R. Frey, Mainz · F. Kern, St. Gallen

O. Mayrhofer, Wien

Managing Editor: H. Bergmann, Linz

Detlev Patschke

Koronardurchblutung und myokardialer Sauerstoffverbrauch während der Narkoseeinleitung

Mit 37 Abbildungen

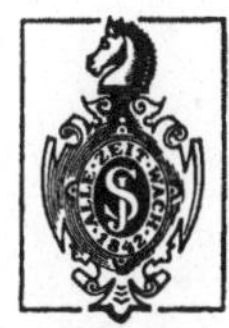

Springer-Verlag
Berlin Heidelberg New York 1976

Priv.-Doz. Dr. med. Detlev Patschke

Institut für Anaesthesiologie der Freien Universität Berlin,
Klinikum Charlottenburg, Spandauer Damm 130,
1000 Berlin 19

ISBN-13: 978-3-540-07634-6 e-ISBN-13: 978-3-642-66322-2
DOI: 10.1007/978-3-642-66322-2

Inhaltsverzeichnis

I. EINLEITUNG

Die Routinenarkose wird in der Klinik mit der Injektion eines intravenösen Anaesthetikums eingeleitet und erst später mit einem Inhalationsanaesthetikum fortgeführt. Dieses Narkoseverfahren versetzt den Patienten in einen angenehmen Schlaf und führt schnell zu einem chirurgischen Toleranzstadium. Die benötigten großen Initialdosen haben jedoch unkontrollierbare Nebenwirkungen auf die Atmung und den Kreislauf. Während wir heute die Atemdepression durch eine sofort einsetzende assistierte Beatmung kompensieren können, sind die negativen Wirkungen auf das kardiovaskuläre System auch bei vorsichtiger Dosierung in ihrem Ausmaß schlecht vorherzusehen und bedeuten ein beträchtliches Risiko für den Patienten. Dagegen ist die Einleitung der Narkose mit einem Inhalationsanaesthetikum ein schonenderes Verfahren, das jedoch wegen der verlängerten Einleitungsphase (2o2) und der häufigen Ablehnung durch den Patienten in der täglichen Praxis wenig angewendet wird.
Das Herz-Kreislaufversagen nach intravenöser Narkoseeinleitung ist auf eine Abnahme der Myokardkontraktilität und/oder auf einen Abfall des peripheren Gesamtwiderstandes zurückzuführen (4, 144, 211, 212). Sowohl eine verringerte Pumpleistung des Herzens als auch ein verminderter venöser Rückstrom als Folge einer peripheren Vasodilatation bewirken einen Abfall des Herzzeitvolumens und des Blutdruckes und können damit zu einer Minderperfusion der Organe führen. Da die veränderte hämodynamische Situation eine akute Anpassung der Sauerstoffversorgung des Herzens erfordert, kann es darüber hinaus bei Patienten mit eingeschränkter kardialer Leistungsbreite, wie Koronarsklerose, Hypertonus, Herzinsuffizienz, Herzklappenerkrankungen und im Schocksyndrom zu einer negativen Sauerstoffbilanz des Herzens kommen, die eine Störung des myokardialen Stoffwechsels bewirkt und die Myokarddepression derart verstärkt, daß ein Kreislaufstillstand resultieren kann. Diese Beeinträchtigung des kardiovaskulären Systems trägt dazu

bei, daß 1o bis 15 % aller Anaesthesietodesfälle während der Einleitung der Narkose auftreten (85).
Während zahlreiche tierexperimentelle und klinische Untersuchungen des Einflusses von Einleitungsanaesthetika auf die Hämodynamik und die Herzinotropie vorliegen (1, 2, 7, 13, 37, 7o, 71, 86, 134, 135, 137, 171, 21o, 211, 212, 229), wurde dem Problem der Sauerstoffversorgung des Herzens in Narkose bisher nur wenig Aufmerksamkeit geschenkt. Die ersten in der Literatur mitgeteilten Untersuchungen der Koronarwirkungen von Anaesthetika wurden vorwiegend am LANGENDORFF-Modell durchgeführt (52, 54, 93, 94). Die Ergebnisse können aber wegen fehlender nervaler, humoraler und hormonaler Einflüsse sowie wegen des am Rande der Insuffizienz arbeitenden isolierten Herzens für die Klinik nur mit erheblichen Einschränkungen verwertet werden (17, 6o). Methodische Vorbehalte gelten auch für Untersuchungen an Tieren mit eröffnetem Thorax. Das Operationstrauma und die veränderte Atemmechanik gewährleisten kein Kreislauf steady-state über einen längeren Zeitraum (6o) und können bereits in der Kontrollphase zu einer unphysiologischen Kreislaufsituation führen (229). Trotz des meßtechnisch befriedigenden Verfahrens, die Koronardurchblutung mit elektromagnetischen Flußköpfen zu bestimmen, sind auch gegen diese neueren Untersuchungen am Ganztier methodische Einwände zu erheben, da z.B. ein um die Arteria coronaria circumflexa gelegter Meßkopf nur 3o bis 4o % der linksventrikulären Myokarddurchblutung erfaßt und keine Auskunft über den myokardialen Sauerstoffverbrauch geben kann (116, 149). Erst die Entwicklung atraumatischer Techniken zur Durchflußmessung im Sinus coronarius erlaubt die Wirkung von Einleitungsanaesthetika auf die Koronardurchblutung und den Sauerstoffverbrauch des Herzens unter klinikähnlichen Bedingungen vergleichend zu untersuchen. Hierfür eignen sich das von BRETSCHNEIDER (1o9) entwickelte Druckdifferenzverfahren und das von LOCHNER und OSWALD (143) angegebene elektromagnetische Verfahren. Beide Methoden besitzen ein hohes zeitliches Auflösungsvermögen und gestatten, neben der kontinuierlichen Messung des Flusses im Sinus coronarius, gleichzeitig auch die Bestimmung des Sauerstoffgehaltes und der wichtigsten Metabolite im koronarvenösen Blut. So hat erstmals EBERLEIN (6o) unter standardisierten Bedingungen im Tierexperiment mit

dem Druckdifferenzverfahren die Wirkung der intravenösen Anaesthetika Pentobarbital und Chloralose-Urethan auf den Energieverbrauch des Herzens untersucht. Unter methodisch ähnlichen Bedingungen prüfte KETTLER (122, 123) die Injektionsanaesthetika Ketamin, Piritramid und die Neuroleptanalgesie (NLA). Beide Autoren führten ihre Untersuchungen jedoch nur unter stabilen Kreislaufverhältnissen im Narkose-steady-state des jeweils geprüften Anaesthetikums durch und beschränkten sich auf eine einmalige Messung. Die Wirkung von Anaesthetika auf die Koronardurchblutung des menschlichen Herzens prüfte zuerst PELLEGRINI (175), der mit der Wärmeleitsonde aber nur qualitative Änderungen messen konnte. Dagegen nahmen SONNTAG (218, 219) sowie KETTLER und Mitarbeiter (124, 125) am Menschen auch quantitative Messungen der Koronardurchblutung und des myokardialen Sauerstoffverbrauches unter dem Einfluß der heute gebräuchlichen Einleitungsanaesthetika vor. Die von diesen Autoren verwendete Argon-Fremdgasmethode besitzt im Vergleich zum Druckdifferenzverfahren aber nur ein geringes zeitliches Auflösungsvermögen, da der Koronarfluß über einen Zeitraum von 5 Minuten gemittelt wird. Den Voraussetzungen der Meßmethode trugen SONNTAG und Mitarbeiter dadurch Rechnung, daß sie die Untersuchungen unter konstanten hämodynamischen Verhältnissen im "Narkose-steady-state" der Einleitungsanaesthetika durchführten. Ein Narkose-steady-state liegt jedoch unmittelbar nach der Injektion eines Anaesthetikums nicht vor. Nach den Gesetzen der Pharmakokinetik steigt die Konzentration des Anaesthetikums im Blut initial steil an und fällt nach Überschreiten einer Gipfelkonzentration 3o bis 6o sec später als Folge enzymatischen Abbaus, Umverteilung und Bindung an Proteine exponentiell ab (177, 244). Da diese schnellen Änderungen des arteriellen Wirkstoffspiegels eines Anaesthetikums die Hämodynamik und damit auch den myokardialen Energiebedarf ändern (17, 18, 19), sind gerade der zeitliche Verlauf und die maximalen Änderungen der Sauerstoffversorgung des Herzens während der kurzdauernden Einleitungsphase von großer Bedeutung.
Es war daher das Ziel der vorliegenden Arbeit, die i n i t i a l e n Wirkungen intravenöser Anaesthetika auf den Kreislauf, die Herzinotropie und den myokardialen Energiebedarf tierexperimentell vergleichend zu

untersuchen. Geprüft wurden die Barbiturate Thiopental und Methohexital, das Phenoxyessigsäurederivat Propanidid, das Steroidanaesthetikum Althesin, das Phencyclidinderivat Ketamin, das Hypnotikum Etomidate und als Vertreter der synthetischen Opiate Piritramid.

II. METHODIK

a) Versuchstiere, Narkoseeinleitung und -führung

Die Kreislaufuntersuchungen wurden an 52 nicht prämedizierten, 26 bis 44 kg schweren Bastardhunden beiderlei Geschlechts vorgenommen. Die Tiere befanden sich vor Versuchsbeginn in einem guten Allgemein- und Ernährungszustand.

Nach Kanülierung einer Vorderpfoten-Vene wurden die nicht prämedizierten Hunde mit 3 mg/kg Piritramid (Dipidolor ®, Firma Janssen, Düsseldorf) i.v. anaesthesiert und anschließend mit o,1 mg/kg Diallyl-Nortoxiferin (Alloferin ®, Fa. Hoffmann-La Roche, Basel) relaxiert. Die Tiere wurden auf dem Operationstisch in halbseitlicher Stellung gelagert. Nach orotrachealer Intubation (Woodbridge-Tubus, Charr.4o) wurden die Tiere während des gesamten Versuches mit einem Lachgas/Sauerstoffgemisch im Verhältnis von 2 : 1 mit einem Engström-Respirator (Modell 3oo, LKB Medical, Stockholm) kontrolliert beatmet. Die Normoventilation wurde durch fortlaufende Messung des exspiratorischen CO_2-Gehaltes mit einem geeichten Infrarot-Gasanalysator (URAS M, Fa. Hartmann & Braun, Melsungen) kontrolliert. Bei einer Beatmungsfrequenz von 12/min wurde das Atemminutenvolumen so eingestellt, daß die endexspiratorische CO_2-Konzentration etwa 5,6 Vol % betrug.
Während der Präparation wurde die Basisanaesthesie durch Nachinjektion kleinerer Mengen von Piritramid (o,25 mg/kg · h) und eines nicht depolarisierenden Muskelrelaxans (Alloferin ®, o,o3 mg/kg · h) unterhalten.

b) Säure-Basen-, Elektrolyt- und Flüssigkeitshaushalt

Der Säure-Basen-Haushalt wurde in regelmäßigen Abständen während des Versuches mit der Astrup-Methode (6) unter Verwendung des Siggaard-Andersen-Nomogramms (Fa. Radiometer, Kopenhagen) bestimmt. Eine metabolische

Azidose wurde mit Natriumbikarbonat ausgeglichen, wenn der negative Base Excess 3 mVal/l überschritt. Eine metabolische Alkalose wurde bei keinem Tier beobachtet.
Der Natrium- und Kaliumgehalt im Blutserum wurde mit einem Flammenphotometer (Modell 343, Instrumentation Laboratory, Lexington/USA) gemessen. Wesentliche Abweichungen des Serum-Na von der Norm wurden nicht beobachtet. Gelegentliche leichte Hypokaliämien wurden während der Präparationszeit durch langsame Infusion von Kaliumchlorid korrigiert. Bis zum Beginn der Kreislaufuntersuchungen erhielten alle Tiere eine intravenöse Tropfinfusion von 5oo ml einer 5 %igen Glukoselösung. Geringe Blutverluste während der Präparation oder durch Blutentnahmen während des Versuches bedingt, wurden durch Infusionen von 6 %igem Dextran (Macrodex, Fa. Knoll) ausgeglichen.

c) Präparation und Katheterisierung

Im Bereich der linken Ellenbeuge und beider Leistenbeugen sowie am Hals wurden folgende Gefäße freipräpariert:

> Die Arteria und Vena brachialis sinistra,
> die Aa. und Venae femorales mit Seitenästen
> und die Vena jugularis externa dextra.

Abgesehen von einem 5 bis 7 cm langen Hautschnitt zur Freilegung der Vena jugularis externa dextra waren die Hautinzisionen nicht länger als 3 cm. Durch dieses Vorgehen und durch sorgfältige Blutstillung während der Präparation wurde ein nennenswerter Blutverlust vermieden.
Vor dem Einlegen der Katheter wurde den Tieren 5 mg/kg Heparin (Liquemin ®, Fa. Hoffmann-La Roche) intravenös injiziert. Eine Nachinjektion von 2 mg/kg Heparin erfolgte alle zwei Stunden.
Unter Röntgenkontrolle (Bildwandler Siremobil II, Fa. Siemens) wurden über die Haupt- und Seitenäste der präparierten Gefäße folgende Katheter gelegt:

1. Ein Katheter (Charr. 8, Fa. Pharmaseal) zur Messung des zentralvenösen Druckes über die Vena brachialis in die obere Hohlvene.

2. Ein Polyäthylen-Katheter (Charr. 7) zur Messung des Aortendruckes über die Arteria brachialis in den Aortenbogen.

3. Ein Thermistor zur Bestimmung der Temperatur über einen Seitenast der Arteria femoralis in die Aorta descendens.

4. Ein weitlumiger Katheter (Charr. 9) über die Vena femoralis in den rechten Vorhof. Über diesen Katheter (Kathetertotraum 1,8 ml) wurden die Indikatorlösung zur HZV-Messung und die zu prüfenden Anästhetika injiziert.

5. Ein Katheter-Tipmanometer (Millar PC 35o, Charr. 7) über die Arteria femoralis in den linken Ventrikel zur Messung des Druckes und der Druckanstiegsgeschwindigkeit.

6. Ein Ducor "pigtail"-Herzkatheter mit seitenständigen Löchern (Charr. 7) zur Messung des enddiastolischen Druckes über die Arteria femoralis in den linken Ventrikel.

7. Ein Ducor-Herzkatheter (Charr. 7) zur Messung des Druckes über die Vena femoralis in die Arteria pulmonalis.

8. Ein Druckdifferenzkatheter nach BRETSCHNEIDER zur Messung der Koronardurchblutung über die Vena jugularis externa dextra in den Sinus coronarius.

Die verschiedenen Katheter wurden durch periphere Ligaturen fixiert. Die Gummimanchette am Katheterkopf des Druckdifferenz-Katheters wurde zur Abdichtung gegen die Sinuswand und gleichzeitigen Fixierung mit Konstrastmittel gefüllt. Die korrekte Lage des Katheters wurde röntgenologisch durch Injektion von Kontrastmittel in den Sinus coronarius und durch Oxymetrie des Koronarsinusblutes (AO-Oxymeter,

Nr. 738, American Optical Comp., Buffalo-New York) gesichert. Am Ende des Versuches wurde die Lage aller Katheter autoptisch überprüft, das Herz entnommen und der linke Ventrikel nach einem standardisierten Verfahren (1o2) präpariert und gewogen.

d) Meßapparaturen

Die Katheter zur Messung des Aorten-, Pulmonalis-, enddiastolischen und zentralvenösen Druckes wurden an Druckwandler (Statham P 23 Db oder Fa. Bell & Howell CEC 4-327-223) angeschlossen. Die Verstärkung der Meßimpulse erfolgte über Trägerfrequenzbrücken der Fa. Hellige (Modell MA 83). Alle Druckrezeptoren wurden vor Versuchsbeginn mit einem Gauer-Quecksilbermanometer geeicht. Das Katheter-Tipmanometer wurde an einen Verstärker (Statham SP 14oo) angeschlossen. Die linksventrikuläre Druckkurve wurde mit einem RC-Differenzierverstärker kontinuierlich nach der Zeit differenziert (dp/dt).Bei jedem Versuch wurde die maximale linksventrikuläre Druckanstiegsgeschwindigkeit (dp/dt max) durch Anlegen einer Tangente an den aufsteigenden Schenkel der bei hoher Papiervorschubgeschwindigkeit (25o mm/sec) aufgezeichneten Druckkurve orientierend ermittelt und mit dem über den Differentiator gemessenen dp/dt max-Wert verglichen.
Für die Bestimmung des Herzzeitvolumens verwendeten wir die Thermodilutionsmethode (66, 114, 142). Als Indikator diente eine eiskalte o,9 %ige NaCl-Lösung, die innerhalb von 2 sec (131) in den rechten Vorhof injiziert wurde. Das Injektionsvolumen (9,1 ml) errechnete sich aus der Differenz des Spritzeninhaltes und dem Katheter-Totraum. Vor jeder HZV-Messung wurde durch den Katheter für die Indikatorinjektion Blut aspiriert. Die Temperatur in der Aorta wurde von einem Thermistor gemessen, der über ein zwischengeschaltetes Anpassglied an ein direktanzeigendes HZV-Rechengerät (HZV/BN 656o, Fa. Fischer, Göttingen) angeschlossen war. Das Injektionsvolumen und die Temperaturdifferenz zwischen Aorta und dem Indikator wurden in den Analogrechner eingegeben, der nach der Kälteinjektion die Fläche unter der Temperatur-Zeitkurve nach einem Näherungsverfahren nach SLAMA-PIIPER (2o7) aus-

wertete und das Meßergebnis sofort digital anzeigte. Zur Kontrolle der Nullpunktstabilität (elektrische Drift) und des Analogrechners wurde die Thermodilutionskurve auf einem Kompensationsschreiber (Micrograph BD 5, Fa. Kipp & Zonen) mitgeschrieben.

Zur Messung der Koronardurchblutung verwendeten wir das von BRETSCHNEIDER entwickelte Druckdifferenz-Verfahren (1o9),das auf dem Pitot-Rohr-Prinzip beruht: Die Druckdifferenz,die sich aus dem in Stromrichtung gemessenen Gesamtdruck und dem senkrecht zur Stromrichtung gemessenen statischen Druck ergibt, ist dem Quadrat der Durchflußgeschwindigkeit proportional. Die Druckdifferenz wurde mit Hilfe eines Druckdifferenzrezeptors (Hewlett Packard, Modell 267, Waltham, Mass. USA) aufgenommen und mit einer Trägerfrequenzbrücke (Hellige TF 19) verstärkt. Der von einem Analogrechner radizierte Meßwert wurde auf ein Digitalvoltmeter gegeben, das den Koronarfluß direkt anzeigte. Die Meßanlage wurde vor den Versuchen an einem mit einer 6 % igen Dextranlösung gefüllten Durchströmungsmodell geeicht. In einem Bereich zwischen 5o und 5oo ml/min lagen die mit dem Druckdifferenzverfahren gemessenen Werte auf der Identitätslinie. Der Hämoglobingehalt und die Sauerstoffsättigung des Hämoglobins von arteriellen und koronarvenösen Blutproben wurden vor Versuchsbeginn und intermittierend während des Versuchsablaufs mit einem CO-Oxymeter (Modell 182, Fa. Instrumentation Lab. USA) spektrophotometrisch bestimmt (15o, 233). Das CO-Oxymeter wurde unter Verwendung von Hundeblut durch Vergleichsmessungen des Sauerstoff- und Hämoglobingehalts (van SLYKE-Verfahren bzw. Cyanhämoglobin-Methode) kontrolliert. Die Drucke in der Aorta (P_{Aorta}), der Arteria pulmonalis ($P_{art.pulm.}$), in der oberen Hohlvene (CVP), im linken Ventrikel (P_{LV}) und der linksventrikuläre enddiastolische Druck (P_{LVED}) sowie die linksventrikuläre Druckanstiegsgeschwindigkeit (dp/dt) und der Fluß im Sinus coronarius ($\dot{V}_{cor}$) wurden zusammen mit einer EKG-Extremitätenableitung auf einem 8-Kanal-Pigmentschreiber (EK 21, Fa. Hellige) kontinuierlich mitgeschrieben.

Die Präparation und die Eichung der Meßgeräte dauerten durchschnittlich drei Stunden.

e) Anaesthetika

Die zu prüfenden Anaesthetika wurden durch Zusatz steriler o,9 %iger Kochsalzlösung auf ein Injektionsvolumen von 1o ml verdünnt und in einem Wasserbad auf Körpertemperatur erwärmt.Die in kurzem zeitlichen Abstand (3o sec) nach Gabe der Anaesthetika folgende erste HZV-Messung konnte so nicht durch eine Temperaturdrift verfälscht werden.
Die letzte Gabe des Basisanaesthetikums und des Muskelrelaxans erfolgte mindestens 3o min vor dem eigentlichen Versuchsbeginn. Nach Kontrollmessungen im Kreislauf-steady-state der Basisnarkose wurden die verschiedenen Einleitungsanaesthetika innerhalb von 25 sec in den rechten Vorhof injiziert. Nach der Injektion wurde durch wiederholte Aspiration und Reinjektion von Blut sichergestellt, daß sich in dem Katheter kein Anaesthetikum mehr befand. Die Kreislaufwirkungen der einzelnen Anaesthetika wurden über 2o min beobachtet. Das HZV und der koronarvenöse Sauerstoffgehalt wurden nach Ablauf der 1., 3., 5., 1o. und 2o. min bestimmt. Die nächste Dosis der Testsubstanzen wurde erst dann injiziert, wenn die Ausgangswerte wieder erreicht waren. Die Prüfung der Anaesthetika-Dosen erfolgte in randomisierter Reihenfolge. Außerdem wurde bei einigen Tieren die Reproduzierbarkeit der Kreislaufwirkungen der Anaesthetika überprüft.
Nach den von MAGNUS (151) und GIRNDT (83) empfohlenen Kriterien wurde in Anlehnung an die Untersuchungen von JAGENEAU et al. (116) bei insgesamt 26 nicht prämedizierten Hunden die Schlafdauer und -tiefe nach Injektion der höheren Dosis der geprüften Anaesthetika bestimmt.

1. Propanidid (Epontol ®, Fa. Bayer, Leverkusen)

Propanidid (3-Methoxy-4-(N,N-diäthylcarbamoyl-methoxy)-phenyl-essigsäure-n-propylester) ist ein ultrakurzwirkendes Anaesthetikum (113), das in 2o %igem Cremophor EL gelöst ist und rasch in inaktive Metabolite hydrolytisch gespalten wird (177). Propanidid wurde 8 Hunden in einer Dosierung von 5,o mg/kg und 1o,o mg/kg injiziert. Da der Lösungsvermittler Cremophor EL - besonders beim Hund (245) - Histamin freisetzen soll, erhielten alle Versuchstiere 3 bis 4 Stunden vor der Prüfung von Propanidid 2 mg des Antihistaminikums Neclastinum (Tavegil ®, Fa. Sandoz) i.v.

2. Althesin ® (Fa. Glaxo, Bad Oldesloe)

Althesin (CT 1341) ist ein Steroidanaesthetikum, das aus einer Mischung zweier wasserunlöslicher Pregnansteroide (2 α-Hydroxy-5 α-pregnan-11,2o-dion und 21-Acetoxy-3 α-hydroxy-5 α-pregnan-11,2o-dion) besteht (3o, 32, 171). Als Lösungsvermittler dient ebenfalls 2o %iges Cremophor EL. Acht Tieren wurde im Anschluß an die Prüfung von Propanidid je eine Dosis von 1,o mg/kg und 2,o mg/kg (= o,o8 ml/kg bzw. o,16 ml/kg der handelsüblichen Lösung) appliziert.

3. Etomidate (Fa. Janssen, Düsseldorf)

Das noch in klinischer Erprobung befindliche Hypnotikum Etomidate (R 26 49o: 1 (α -methyl-benzyl) imidazol-5-carboxylat, gelöst in Solvens 72 K 22/359, Fa. Janssen, Beerse/Belgien) stammt aus der Reihe der Imidazolcaboxylate. Die kurze Wirkungsdauer beruht auf einer raschen hydrolytischen Spaltung des Etomidates in hypnotisch unwirksame Metabolite (84, 117, 152, 153). Etomidate wurde an insgesamt 17 Tieren in einer Dosierung von o,4 mg/kg und o,8 mg/kg geprüft.

4. Methohexital (Brevimytal ®, Fa. Lilly, Gießen)

Methohexital ist ein ultrakurzwirkendes Oxybarbiturat (Natriumsalz der dl-1-methyl-5-allyl-5-(1-methylpentinyl-2)-barbitursäure), welches in o,9 % NaCl-Lösung gelöst wird (139, 244).
Im Anschluß an die Prüfung von Etomidate wurden an 8 Hunden die Kreislaufwirkungen von 2,o mg/kg untersucht. Bei 7 Tieren einer anderen Tiergruppe wurde zusätzlich noch die Dosis von 4,o mg/kg Methohexital geprüft.

5. Thiopental (Trapanal ®, Fa. Promonta, Hamburg)

Thiopental ist ein Thiobarbiturat (Natriumsalz der 5-aethyl-5-(1-methyl-butyl)-2-thiobarbitursäure), das in o,9 % NaCl-Lösung gelöst wurde. An 6 Tieren wurde im Anschluß an die Prüfung von Etomidate 5,o mg/kg und 1o,o mg/kg Thiopental untersucht.Die Prüfung der Thiopentaldosen und der 2,o mg/kg Methohexitaldosis erfolgte in randomisierter Reihenfolge.

6. Ketamin (Ketanest ®, Fa. Parke-Davis, München)

Ketamin ist ein Phencyclidinderivat (2-(2-Chlorphenyl)-2-methylaminocyclohexanon), das in der Literatur als "dissoziatives" Anaesthetikum bezeichnet wird (29, 28). Geprüft wurde Ketamin in einer Dosierung von 5,o mg/kg und 1o,o mg/kg bei 8 Versuchstieren.

7. Piritramid (Dipidolor ®, Fa. Janssen, Düsseldorf)

Piritramid (1-(3-Cyano-3,3-diphenylpropyl)- [1,4-bipiperidine] - -4-carboxamid) ist ein synthetisches Analgetikum vom Opiattyp

(1o3). Geprüft wurden o,25 mg/kg und o,5 mg/kg Piritramid an 8 Hunden.

8. Lösungsvermittler und Antihistaminikum

Cremophor EL, ein äthoxyliertes Rizinusöl, wurde in einer Dosierung von 33 mg/kg an 6 Hunden der Althesin-Tiergruppe geprüft. Diese Dosis entspricht der in der 2,o mg/kg Althesindosis enthaltenen Cremophormenge. Der Lösungsvermittler von Etomidate, eine wässrige Phosphatlösung, wurde an 5 Tieren der Etomidate-Tiergruppe geprüft. Die Dosis des Lösungsvermittlers entsprach der Menge, die in der o,8 mg/kg Etomidatedosis enthalten war. An 4 Tieren wurden die Kreislaufwirkungen von 2 mg Neclastinum (Tavegil ®) untersucht.

f) Auswertung

Die Phasendrucke, die Mitteldrucke und die Herzfrequenz wurden der Originalregistrierung entnommen. Die Division des HZV durch die Herzfrequenz ergab das Schlagvolumen. Da nach Untersuchungen von HEISS et al. (1o2) der Durchfluß im Sinus coronarius nur 75 % der linksventrikulären Myokarddurchblutung beträgt, wurde der gemessene Koronarfluß entsprechend umgerechnet und dann auf 1oo g linken Ventrikel bezogen. Das Produkt aus Koronardurchblutung und arterio-koronarvenöser Sauerstoffgehaltsdifferenz ergab den Sauerstoffverbrauch des linken Ventrikels. Der Sauerstoffgehalt im Blut wurde nach der Formel

Hämoglobin (g %) · Sauerstoffsättigung (%) · 1,37 (Hüfner'sche Zahl) : 1oo

errechnet.

Der periphere Gesamt- und der koronare Gefäßwiderstand wurden aus folgenden Formeln errechnet:

$$W_{ges} = \frac{\bar{P}_{Aorta} - CVP}{HZV/kg} \quad \left[\frac{mmHg}{ml/min \cdot kg}\right]$$

$$W_{cor} = \frac{\bar{P}_{diast.\ Aortendruck} - CVP}{\dot{V}_{cor}} \quad \left[\frac{mmHg}{ml/min \cdot 100\ g}\right]$$

Die physikalische Verdrängungsarbeit des Herzens stellt das Produkt aus mittlerem systolischen Druck und dem HZV/kg dar. Zur Bestimmung des Wirkungsgrades der Herzarbeit wurde die auf 1oo g linken Ventrikel bezogene äußere Herzarbeit ($\bar{P}_{syst} \cdot$ HZV/1oo g linker Ventrikel) mit Hilfe des kalorischen Energieäquivalentes (1 mmHg · ml/min · 1oo g entspricht o,367 · 10^{-5} ml O_2 / min · 1oo g) umgerechnet und mit dem myokardialen Sauerstoffverbrauch in Beziehung gesetzt.

g) Statistik

Für alle gemessenen und errechneten Parameter wurden die Mittelwerte ($\bar{x}$), die Standardabweichungen (s) und der mittlere Fehler des Mittelwertes ($s_{\bar{x}}$) mit Hilfe programmierbarer Tischrechner ermittelt.
Die statistische Interpretation der maximalen Kreislaufänderungen in jeder einzelnen Tiergruppe erfolgte mit dem Student-t-Test für verbundene Wertepaare (42). Als statistische Prüfmethode für den Vergleich der Kontroll- bzw. Maximalwerte zwischen den verschiedenen Tiergruppen wurde die Kovarianzanalyse verwendet. Da die Höhe des Kontrollwertes die Höhe des Maximalwertes beeinflussen kann, wurden die Maximalwerte auf einen mittleren Kontrollwert adjustiert. Wurde ein signifikanter Unterschied zwischen diesen adjustierten Maximal-

werten nachgewiesen, so wurde durch paarigen Vergleich mit dem Scheffé-Test geprüft, zwischen welchen adjustierten Maximalwerten Unterschiede auftraten. Signifikanz wurde bei einer Irrtumswahrscheinlichkeit von weniger als 5 % angenommen. Die statistische Beratung und die Auswertung der Daten erfolgte mit Hilfe der Abteilung Biometrie und Statistik (Dr. Wiemann) der Firma Schering AG, Berlin.

III. Ergebnisse

a) Der Einfluß der Anaesthetika auf das kardiovaskuläre System

Abb. 1 bis 7 zeigen anhand repräsentativer Originalregistrierungen die hämodynamische Ausgangssituation unter der Piritramid-Basisnarkose (Kontrolle) und die akuten Änderungen verschiedener Kreislaufparameter nach der intravenösen Injektion der jeweils höheren Dosis der geprüften Einleitungsanaesthetika. Abgesehen von der minimalen Beeinflussung der Hämodynamik durch Etomidate und Piritramid, kam es nach der Gabe der anderen intravenösen Anaesthetika zu erheblichen Kreislaufreaktionen, deren Maximum meist schon 3o sec nach Injektionsende erreicht wurde. Die Kreislaufwirkungen der einzelnen Testsubstanzen waren in Ausmaß und Dauer unterschiedlich. In den Abb. 8 bis 29 und den Tabellen 1 bis 14 ist der Einfluß der Anaesthetika in jeweils zwei Dosierungen auf die gemessenen und berechneten Kreislaufgrößen als Funktion der Zeit dargestellt. Ausführlich besprochen werden nachfolgend die Kreislaufveränderungen nur nach den höheren Dosen.

1. Propanidid

Unmittelbar nach der Injektion von 1o mg/kg Propanidid führte die Zunahme der Herzfrequenz von 9o auf 171 Schläge/min ($p < o,ooo5$), trotz Abnahme des Schlagvolumens von o,93 auf o,62 ml/kg ($p < o,o25$), zu einer Steigerung des Herzzeitvolumens von 83,3 auf 1o3,7 ml/min x kg ($p < o,o25$). Der arterielle Mitteldruck fiel nur initial von 118 auf 1o4 mmHg signifikant ab ($p < o,ooo5$), während der Ausgangswert bereits wieder zur 3. min post injectionem erreicht war. Gleichzeitig nahm auch der periphere Gesamtwiderstand von 1,43 auf o,93 mmHg/ml/min · kg ($p < o,oo25$) kurzfristig ab (Abb. 8). Die maximale linksventrikuläre Druckanstiegsgeschwindigkeit (dp/dt max) fiel von 19o6 auf 1519 mmHg/sec ($p < o,oo25$) ab, während der linksventrikuläre enddiastolische Druck von 8,8 auf 17,3 mmHg ($p < o{,}ooo5$), der Mitteldruck in der Arteria pulmonalis von 19 auf 23,4 mmHg ($p < o{,}oo25$) und der zentralvenöse Druck von 4,7 auf 6,o mmHg ($p < o{,}oo5$) (Abb. 9) anstiegen.

Trotz der Abnahme des Perfusionsdruckes führte die Abnahme des Koronarwiderstandes (W_{cor}) von 1,5o auf o,54 mmHg/ml/min x 1oo g ($p < o{,}o1$) zu einer Zunahme des Koronarflusses von 83 auf 177 ml/min · 1oo g ($p < o{,}ooo5$). Der myokardiale Sauerstoffverbrauch nahm von 11,1 auf 16,2 ml/min · 1oo g ($p < o{,}oo5$) zu, da gleichzeitig die koronarvenöse Sauerstoffsättigung anstieg bzw. die arteriokoronarvenöse Sauerstoffdifferenz von 13,6 auf 9,4 Vol % ($p < o{,}ooo5$) abfiel. Die äußere Herzarbeit (P_{syst} · HZV/kg) blieb durch Propanidid unbeeinflußt. Somit errechnete sich ein Abfall des Wirkungsgrades von 16,6 auf 12,4 ($p < o{,}o125$) (Abb. 1o). Die Kreislaufänderungen erreichten ihr Maximum bereits eine Minute nach Injektionsbeginn, 4 Minuten später waren alle Meßgrößen - mit Ausnahme der Herzfrequenz, des Schlagvolumens und des Inotropieparameters dp/dt max - zum Ausgangswert wieder zurückgekehrt.

2. Althesin

Die Herzfrequenz nahm nach 2,o mg/kg Althesin im Mittel von 8o auf 116 Schläge/min zu ($p < o{,}ooo5$). Da das Schlagvolumen von 1,1 auf o,91 ml/kg ($p < o{,}o1$) nur geringfügig abfiel, stieg das Herzzeitvolumen von 86,7 auf 1o3,8 ml/kg · min ($p < o{,}o25$) frequenzbedingt an. Der arterielle Mitteldruck veränderte sich nur geringfügig von 117 auf 11o mmHg. Der periphere Gesamtwiderstand fiel kurzfristig von 1,31 auf 1,o6 mmHg/ml/min · kg ($p < o{,}o25$) ab (Abb. 11).

Die maximale linksventrikuläre Druckanstiegsgeschwindigkeit nahm von 21oo auf 1475 mmHg/sec ($p < o{,}ooo5$) ab. Während der enddiastolische Druck im linken Ventrikel und der Druck in der Arteria pulmonalis von 1o,7 auf 12,o mmHg ($p < o,o5$) bzw. 18,7 auf 22,o mmHg ($p < o,ooo5$) anstiegen, blieb der zentralvenöse Druck unverändert bei 6,9 mmHg (Abb. 12).

Die Koronardurchblutung lag eine Minute nach der Injektion um 4o ml/min · 1oo g über dem Kontrollwert von 83 ml/min · 1oo g ($p < o,oo5$). Der koronare Gefäßwiderstand fiel von 1,30 auf o,85 mmHg/ml/min · 1oo g ($p < o,o1$) ab. Der myokardiale Sauerstoffverbrauch stieg im gleichen Zeitraum von 11,3 auf 15,3 ml/min · 1oo g an ($p < o,o25$). Der Abfall der arteriokoronarvenösen Sauerstoffdifferenz von 13,7 auf 12,6 Vol % konnte nicht statistisch gesichert werden. Bei gleichbleibender Herzarbeit fiel der Wirkungsgrad von 18,o auf 14,5 % ($p < o,o1$) ab (Abb. 13). Die Wirkung von Althesin auf den Kreislauf war nach 2o min noch nicht ganz abgeklungen.

3. Etomidate

Unmittelbar nach der Injektion von o,8 mg/kg Etomidate stieg die Herzfrequenz von 72 auf 79 Schläge/min an ($p < o,o125$). Die Änderungen des Herzminutenvolumens (71,3 auf 8o,8 ml/min · kg; $p < o,o1$), des Schlagvolumens (1,o auf 1,o5 ml/kg; $p < o,o5$) und des Aortendruckes (117 auf 114 mmHg; $p < o,o25$) waren gering aber statistisch signifikant. Lediglich die Abnahme des peripheren Gesamtwiderstandes von 1,6 auf 1,37 mmHg/kg · min ($p < o,o1$) war etwas stärker ausgeprägt (Abb. 14).

Während der zentralvenöse Druck (5,2 mmHg) unverändert blieb, stiegen der Pulmonalarteriendruck leicht von 19 auf 21 mmHg ($p < o,o1$) und der linksventrikuläre enddiastolische Druck von 7,4 auf 9,2 mmHg ($p < o,o5$) an. Auch der Kontraktilitätsparameter dp/dt max änderte sich nur geringfügig (Abfall von 1835 auf 17o3 mmHg/sec; $p < o,o1$) (Abb. 15).

Die Koronardurchblutung (68 ml/min · 1oo g), der koronare Gefäßwiderstand (1,68 mmHg/ml/min · 1oo g) und die arteriovenöse Sauerstoffdifferenz des Herzens (14,3 Vol %) blieben unbeeinflußt.
Da die äußere Herzarbeit prozentual etwas stärker zunahm als der myokardiale Sauerstoffverbrauch (von 9,5 auf 1o,o ml/min x 1oo g), ergab sich eine geringgradige Verbesserung des Wirkungsgrades der Herzarbeit von 16 auf 17 % ($p < o,o25$) (Abb. 16).
Die maximalen Kreislaufwirkungen nach o,8 mg/kg Etomidate wurden zwischen der 1. und 3. min beobachtet. Die Ausgangswerte waren zur 5. min wieder erreicht.

4. Methohexital

Die Herzfrequenz stieg in der 1. min nach der Injektion von 4,o mg/kg Methohexital von 81 auf 136 Schläge/min ($p < o,ooo5$) an und lag auch noch nach 2o min mit 1o2 Schlägen/min deutlich über dem Kontrollwert. Da das HZV - abgesehen von einem initialen und kurzfristigen Anstieg von 97,7 auf 114,o ml/kg · min ($p < o,o5$) - unverändert blieb, sank das Schlagvolumen von 1,24 auf o,87 ml/kg ($p < o,oo5$) ab und kehrte im weiteren Verlauf nur langsam zum Ausgangswert zurück. Der mittlere Aortendruck fiel von 119 auf 98 mmHg ($p < o,oo5$) ab. Der Kontrollwert war zur 3. min wieder erreicht. Ähnlich verhielt sich der periphere Gesamtwiderstand (Abfall von 1,22 auf o,84 mmHg/ml/kg · min ($p < o,ooo5$) (Abb. 17).

Der Inotropieparameter dp/dt max sank von 2197 auf 1229 mmHg/sec ($p < o,ooo5$) ab und stieg bis zur 2o. min wieder auf 1877 mmHg/sec an. Der linksventrikuläre enddiastolische Druck und der Mitteldruck in der Arteria pulmonalis zeigten einen nahezu identischen Verlauf: In der 1. min stiegen sie von 1o,1 auf 15,3 mmHg ($p < o,o1$) bzw. von 2o,3 auf 23,o mmHg ($p < o,oo5$) an und fielen bis zur 5. min wieder auf den Ausgangswert ab. Der zentralvenöse Druck (4,6 mmHg) blieb unverändert (Abb. 18).

Der Koronarfluß stieg von 8o auf lo9 ml/min · loo g in der 1. min an und blieb bis zur 5. min signifikant erhöht. Gleichzeitig nahm der koronare Gefäßwiderstand von 1,48 auf o,88 mmHg/ml/min · loo g ($p < o,oo5$) ab. Die Abnahme der koronarvenösen Sauerstoffsättigung führte zu einer Vergrößerung der arterio-koronarvenösen Sauerstoffdifferenz von 13,5 auf 14,8 Vol % ($p < o,o25$). Der myokardiale Sauerstoffverbrauch stieg von lo,5 auf 15,6 ml/min · loo g ($p < o,oo5$) an. Auch nach der lo. min lag der O_2-Verbrauch des Herzens mit 12,5 ml/min x loo g noch signifikant über dem Kontrollwert. Während die äußere Herzarbeit in dem Beobachtungszeitraum unverändert blieb, sank der Wirkungsgrad der Herzarbeit von 21,1 auf 13,9 % ($p < o,oo5$) ab und blieb bis zur lo. min mit 17,8 % gegenüber dem Kontrollwert deutlich erniedrigt (Abb. 19).

5. Thiopental

Nach lo mg/kg Thiopental kam es zu einem Herzfrequenzanstieg von 64 auf lo4 Schläge/min ($p < o,oo5$). Die Herzfrequenz lag auch nach lo min signifikant über dem Kontrollwert. Das Herzzeitvolumen stieg von 7o,9 auf 91,8 ml/kg · min ($p < o,o5$) an. Das Schlagvolumen (von 1,12 auf o,72 ml/kg ; $p < o,oo5$), der mittlere Aortendruck (von 121 auf 112 mmHg ; $p < o,o5$) und der periphere Gesamtwiderstand (von 1,65 auf 1,17 mmHg/ml/min · kg ; $p < o,o5$) fielen signifikant ab (Abb. 2o). Der zentralvenöse Druck änderte sich nicht. Der Inotropieparameter dp/dt max fiel von 226o auf 15oo mmHg/sec ab ($p < o,o125$) und war bis zur 2o.min (196o mmHg/sec) noch nicht zum Kontrollwert zurückgekehrt. Der linksventrikuläre enddiastolische Druck und der Druck in der Arteria pulmonalis stiegen von 9,3 auf 16,7 mmHg ($p < o,o25$) bzw. von 17,5 auf 24,5 mmHg ($p < o,oo5$) an und näherten sich erst zur lo. min wieder dem Ausgangswert (Abb. 21).

Aus dem Anstieg der Koronardurchblutung von 78 auf 1o8 ml/min x 1oo g (p < o,o125) und der arteriokoronarvenösen Sauerstoffdifferenz von 12,5 auf 14,o Vol % (p < o,o1) errechnete sich eine Zunahme des myokardialen Sauerstoffverbrauchs von 9,6 auf 15,1 ml/min · 1oo g (p < o,o1). Der koronare Gefäßwiderstand fiel von 1,46 auf o,99 mmHg/ml/min · 1oo g (p < o,oo5) stark ab. Der Wirkungsgrad der äußeren Herzarbeit verminderte sich von 18,o auf 14,1 % (p < o,o1) (Abb. 22).
Die Kreislaufwirkungen erreichten nach 1o,o mg/kg Thiopental ihr Maximum nach 1 bis 3 min und waren noch nach 2o min nicht völlig abgeklungen.

6. Ketamin

Die Abb. 23 bis 25 zeigen, daß in der 1. min nach der Injektion von 1o,o mg/kg Ketamin die Herzfrequenz (72 auf 117 Schläge/min; p < o,ooo5), das Herzzeitvolumen (112, 5 auf 143,3 ml/min · kg; p < o,oo5), der Pulmonalisdruck (17,2 auf 19,1 mmHg; p < o,oo5), der linksventrikuläre enddiastolische Druck (8,6 auf 11,3 mmHg; p < o,o25) anstiegen, während das Schlagvolumen (von 1,55 bis zur 3. min auf o,98 ml/kg; p < o,oo5), der arterielle Mitteldruck (von 12o auf 92 mmHg; p < o,ooo5), der periphere Gesamtwiderstand (von 1,o8 auf o,65 mmHg/ml/min · kg; p < o,ooo5) sowie die maximale linksventrikuläre Druckanstiegsgeschwindigkeit dp/dt max (von 2328 auf 1341 mmHg/sec ; p < o,ooo5) abfielen. Die Koronardurchblutung stieg initial von 7o auf 88 ml/min · 1oo g (p < o,o25) an und hatte bereits zur 3. min wieder den Kontrollwert erreicht, während der koronare Gefäßwiderstand von 1,66 auf 1,o3 mmHg/ml/min x 1oo g (p < o,o5) abnahm. Da die koronarvenöse Sauerstoffsättigung bis zur 3. min von 31 auf 19 % abfiel, vergrößerte sich die arteriokoronarvenöse Sauerstoffdifferenz von 13,8 auf 16,6 Vol % (p < o,ooo5). Der myokardiale Sauerstoffverbrauch stieg von 9,6 auf 14,2 ml/min x 1oo g (p < o,oo5) an und lag mit 1o,8 ml/min · 1oo g zur 2o. min noch deutlich über dem Kontrollwert. Die Herzarbeit blieb während der Prüfung der Kreislaufwirkungen unverändert. Der Wirkungsgrad der Herzarbeit verminderte sich von 22,6 auf 15,7 % ($p < o{,}ooo5$).

7. Piritramid

Die Abb. 26 bis 28 zeigen, daß sich nach der Injektion von o,5 mg/kg Piritramid die Ausgangswerte der Herzfrequenz (77 Schläge/min), des Herzzeitvolumens (9o,5 ml/min · kg), des Schlagvolumens (1,21 ml/kg), des Pulmonalisdruckes (18,1 mmHg), des linksventrikulären enddiastolischen Druckes (11,1 mmHg), des zentralvenösen Druckes (6,9 mmHg) und des Inotropieparameters dp/dt max (2419 mmHg/sec) nicht signifikant änderten. Lediglich der arterielle Mitteldruck fiel kurzfristig von 118 auf 1o6 mmHg ($p < o{,}ooo5$) und der periphere Gesamtwiderstand von 1,24 auf 1,o5 mmHg/ml/min · kg ($p < o{,}o125$) ab.
Da die Koronardurchblutung (von 81 auf 88 ml/min · 1oo g; $p < o{,}o125$) leicht anstieg und die $AVDO_2$ des Herzens (von 15,6 auf 14,7 Vol %; $p < o{,}oo5$) geringfügig abfiel, blieb der myokardiale Sauerstoffverbrauch (12,5 ml/min · 1oo g) unverändert. Der koronare Gefäßwiderstand sank von 1,51 auf 1,17 mmHg/ml/min · 1oo g ($p < o{,}o1$) ab.
Der Wirkungsgrad der äußeren Herzarbeit fiel nur kurzfristig von 17,2 auf 15,4 % ($p < o{,}oo5$) ab und hatte bereits zur 3. min den Ausgangswert wieder erreicht. Die beschriebenen Kreislaufwirkungen waren nach 3 min abgeklungen.

8. Lösungsvermittler und Antihistaminikum

Cremophor EL, der Lösungsvermittler von Propanidid und Althesin, beeinflußte die Hämodynamik des mit dem Antihistaminikum Neclastinum vorbehandelten Hundes nicht. Auch der Lösungsvermittler von Etomidate hatte keine Kreislaufwirkungen. Neclastinum war hämodynamisch unwirksam.

b) Vergleich der Kreislaufreaktionen

Die Kontrollwerte der hämodynamischen Parameter differierten zwischen den verschiedenen Tiergruppen nur unwesentlich. Ein signifikanter Unterschied konnte mit Hilfe der Kovarianzanalyse lediglich zwischen den Ausgangswerten der Herzzeitvolumina gesichert werden. Es erschien daher gerechtfertigt, die beobachteten Kreislaufreaktionen auf die verschiedenen Anaesthetika in Prozentabweichung vom jeweiligen Kontrollwert anzugeben und diese vergleichend einander gegenüberzustellen. Die Kreislaufwirkungen folgender Anaesthetika wurden verglichen:

lo,o mg/kg Propanidid
2,o mg/kg Althesin
o,8 mg/kg Etomidate
4,o mg/kg Methohexital
lo,o mg/kg Thiopental
lo,o mg/kg Ketamin
o,5 mg/kg Piritramid

Die auf einen mittleren Kontrollwert adjustierten maximalen Änderungen wurden mit dem Scheffé-Test durch paarweisen Vergleich auf signifikante Unterschiede überprüft. Die Ergebnisse sind in den Tabellen 15 und 16 für die lo wichtigsten Kreislaufparameter wiedergegeben.

1. Herzfrequenz und Schlagvolumen (Abb. 29)

Abgesehen von Etomidate und Piritramid bewirkten alle geprüften Anaesthetika bereits eine Minute nach intravenöser Applikation einen Anstieg der Herzfrequenz, der nach Propanidid (9o %) am ausgeprägtesten, aber auch nach Methohexital (68 %), Ketamin (63 %), Thiopental (63 %) und Althesin (45 %) noch bemerkenswert war. Während der Einfluß von Propanidid auf die Herzfrequenz zur lo. min im wesentlichen abgeklungen war, lag zu diesem Zeitpunkt die Herzfrequenz nach den anderen Anaesthetika noch zwischen 2o und 47 % über dem Kontrollwert.

Das Schlagvolumen verhielt sich nahezu umgekehrt zur Herzfrequenz. Während der maximale Abfall des Schlagvolumens nach Propanidid (33 %) bereits zur 1. min auftrat, wurde dieser nach Althesin (2o %), Methohexital (35 %), Thiopental (36 %) und Ketamin (37 %) erst zur 3. min beobachtet. Auch 2o min nach Althesin, Methohexital, Thiopental und Ketamin waren die Schlagvolumina noch um lo bis 2o % erniedrigt. Etomidate und Piritramid beeinflußten das Schlagvolumen nicht.

2. Herzzeitvolumen, arterieller Mitteldruck und peripherer Gefäßwiderstand (Abb. 3o)

Auffallend war, daß das Herzzeitvolumen, der mittlere arterielle Druck und der periphere Gesamtwiderstand nur initial (1. min) wesentlich beeinflußt wurden. Eine über lo % hinausgehende Abweichung des HZV wurde nach Etomidate (Anstieg + 13 %), Methohexital (+ 17 %), Althesin (+ 2o %), Propanidid (+ 24 %), Ketamin (+ 27 %) und Thiopental (+ 3o %) gemessen. Der periphere Gesamtwiderstand fiel nach Piritramid (15 %), Thiopental (29 %), Methohexital (31 %), Propanidid (35 %) und Ketamin (4o %) ab. Ein Abfall des arteriellen Mitteldruckes um mehr als lo % wurde nur nach Propanidid (12 %), Methohexital (18 %) und Ketamin (24 %) beobachtet.

3. Linksventrikulärer enddiastolischer Druck und Druck in der Arteria pulmonalis (Abb. 31)

Die gleichsinnigen - jedoch im Ausmaß unterschiedlichen - Änderungen des linksventrikulären enddiastolischen Druckes und des mittleren Pulmonalisdruckes traten innerhalb der ersten 5 min auf. Während der Pulmonalarteriendruck nur nach Althesin (18 %), Propanidid (23 %) und Thiopental (4o %) deutlich anstieg, nahm der enddiastolische Druck im linken Ventrikel nach Ketamin (31 %),

Methohexital (51 %), Thiopental (8o %) und Propanidid (97 %) beträchtlich zu. Etomidate und Piritramid beeinflußten beide Drucke nur unwesentlich. Die Änderung des enddiastolischen Druckes nach Althesin war wenig ausgeprägt.

4. Koronardurchblutung und koronarer Gefäßwiderstand (Abb. 32)

Der initiale Anstieg der Koronardurchblutung war nach Propanidid (+ 114 %) im Vergleich zu Althesin (+ 47 %), Thiopental (+ 39 %), Methohexital (+ 38 %) und Ketamin (+ 25 %) besonders stark ausgeprägt. Nach 1o min lag die Koronarperfusion nach Althesin, Thiopental und Methohexital noch um mehr als 15 % über dem Kontrollwert, der nach Propanidid nach 1o min und nach Ketamin bereits nach 3 min wieder erreicht war. Piritramid und Etomidate hatten nur einen geringen Einfluß auf die Koronarperfusion.
Der koronare Gefäßwiderstand fiel - mit Ausnahme von Etomidate - nach allen untersuchten Anaesthetika um mehr als 2o % ab. Nach Propanidid war die Abnahme des Koronarwiderstandes am größten (- 64 %).

5. Arteriokoronarvenöse Sauerstoffdifferenz und myokardialer Sauerstoffverbrauch (Abb. 33)

Während nach Etomidate die arteriokoronarvenöse Sauerstoffdifferenz unbeeinflußt blieb, stieg sie nach Methohexital bis zur 3. min um 1o %, nach Thiopental um 12 % und nach Ketamin um 2o % an. Am Ende der Beobachtungszeit lagen die Werte nach Thiopental und Ketamin noch 1o % über dem Ausgangswert. Dagegen fiel die $AVDO_2$ des Herzens initial nach Piritramid und Althesin geringfügig und nach Propanidid erheblich (- 31 %) ab. Während sich der myokardiale Sauerstoffverbrauch nach Etomidate nicht änderte und nach Piritramid geringfügig abnahm (- 7 %), führten die übrigen Anaesthetika zu einer Steigerung des Sauerstoffverbrauches des Herzens um mehr als 35 %. Nach 1o min verbrauchte das Herz unter dem Einfluß von Thiopental noch 34 %, von Methohexital und Ketamin noch etwa 2o % mehr Sauerstoff als in der Kontrollphase.

6. Wirkungsgrad der Herzarbeit und Inotropieparameter dp/dt max (Abb. 34)

Der Wirkungsgrad der Herzarbeit fiel unmittelbar nach der Injektion von Althesin, Thiopental und Propanidid um etwa 2o % und nach Ketamin und Methohexital um mehr als 3o % ab. Nach 1o min lag - mit Ausnahme von Propanidid - der Wirkungsgrad noch um mehr als 15 % unter dem Kontrollwert. Die beobachteten Änderungen nach Piritramid und Etomidate waren nicht signifikant.

Nach Methohexital und Ketamin wurde eine Abnahme von dp/dt max um mehr als 4o %, nach Althesin und Thiopental um etwa 3o % und nach Propanidid um 2o % beobachtet. Die Wirkung auf dp/dt max war - von Propanidid abgesehen - noch 2o min nach den Injektionen nachweisbar. Im Vergleich zu den genannten Anaesthetika beeinflußten Etomidate und Piritramid den Inotropieparameter nur geringfügig.

In den Abb. 35 bis 37 sind die maximalen Änderungen der untersuchten hämodynamischen Parameter vom Kontrollwert nach den niedrigeren Anaesthetikadosen in Form von Säulendiagrammen dargestellt. Im Vergleich zu den höheren Dosierungen wurden qualitativ ähnliche Kreislaufreaktionen beobachtet. Das Ausmaß der hämodynamischen Änderungen ging nur teilweise mit der Reduktion der Dosis parallel. Zum Beispiel nahm die Herzfrequenz nach 1o,o mg/kg Propanidid um 9o % und nach 5,o mg/kg Propanidid auch noch um 62 % zu. Beide Dosen führten zu einer gleich großen Abnahme des Schlagvolumens (33 %) und des arteriellen Mitteldruckes (ca. 1o %). Der Inotropieparameter dp/dt max fiel nach der kleineren Dosis sogar stärker ab (31 %) als nach der doppelten Dosis (2o %). Der Anstieg des myokardialen Sauerstoffverbrauchs war nach 5,o mg/kg weit weniger ausgeprägt (16 %) als nach 1o,o mg/kg Propanidid (46 %). Auch nach 2,o mg/kg Methohexital unterschieden sich die Änderungen der Herzfrequenz, des Schlagvolumens und von dp/dt max nicht wesentlich von denen nach der höheren Dosis. Nach Thiopental fiel ein tachycardiebedingter Anstieg des Herzzeitvolumens (+ 3o %) nur nach der höheren Dosis auf. Der enddiastolische Druck im linken Ventrikel stieg wesentlich stärker (8o %) an als nach der halben Dosis (2o %). Während nach 1o,o mg/kg Ketamin die Herzfrequenz um 63 % anstieg und das Schlagvolumen um 37 % abfiel, änderten sich diese Parameter nach 5,o mg/kg Ketamin nur um 16 % bzw. 18 %. Der myokardiale Sauerstoffbedarf wurde nach der hohen Dosis durch einen Anstieg der Koronardurchblutung (25 %) und der $AVDO_2$ des Herzens (2o %), nach der kleinen Dosis jedoch nur durch eine vermehrte Sauerstoffausschöpfung (14 %), gedeckt. Die niedrigen Dosen von Etomidate und Piritramid beeinflußten die Hämodynamik nicht.

c) Schlafdauer und -tiefe

Die intravenöse Injektion der geprüften Anaesthetika führte bei den unprämedizierten Versuchstieren zu einer unterschiedlichen Anaesthesiedauer und -tiefe. Nach 1o,o mg/kg Propanidid trat bei den Hunden (n = 4) lediglich eine Exzitation und kein schlafähnlicher Zustand ein. Der Lidreflex und die Reaktionen auf Schmerzreize waren immer auslösbar. Alle Tiere konnten nach 5 min wieder stehen und laufen. Dagegen reagierten die Hunde (n = 3) nach 2,o mg/kg Althesin auf Schmerzreize erst nach 6 bis 8 min und konnten auf Anruf den Kopf erst nach 12 bis 15 min heben. Der sichere Stand gelang nach weiteren 5 bis 7 min. Nach o,8 mg/kg Etomidate (n = 6) trat eine mittlere Schlafdauer von 5 min ein. Die Hunde konnten

1o min nach der Etomidateinjektion wieder laufen. Nach 4,o mg/kg Methohexital zeigten die Tiere (n = 3) bereits nach 1 bis 3 min Abwehrreaktionen auf Schmerzreize, hoben nach 2 bis 6 min spontan den Kopf und standen ca. 4 min später auf. Ähnlich verhielten sich die Tiere (n = 3) nach 1o,o mg/kg Thiopental. Am längsten dauerte die Wirkung der 1o,o mg/kg Ketamindosis. Die Tiere (n = 3) konnten noch nach 2o min nicht stehen; der erste Schmerzreiz wurde erst nach 15 bis 2o min wahrgenommen. Der Lidreflex war immer auslösbar. Die Versuchstiere erschienen noch nach Stunden verwirrt und unruhig. Nach o,5 mg/kg Piritramid legten sich die Hunde (n = 4) sofort hin, hoben nach 3 min spontan wieder den Kopf und standen aber erst nach ca. 15 bis 2o min auf. Während die Reflextätigkeit der Lidmuskeln immer erhalten blieb, tolerierten die Tiere Schmerzreize ca. 15 min.

IV. Diskussion der Ergebnisse

a) Die Wirkung der untersuchten Anaesthetika auf den großen Kreislauf

Der arterielle Mitteldruck änderte sich bei unseren Untersuchungen nur geringfügig, obwohl der periphere Gesamtwiderstand unmittelbar nach der Injektion der höheren Anaesthetikadosen - mit Ausnahme von Etomidate und Piritramid - um 2o bis 4o % abfiel. Der initiale Anstieg des Herzminutenvolumens nach Propanidid, Thiopental und Althesin konnte nämlich den akuten Abfall des Gefäßwiderstandes nahezu vollständig kompensieren und somit den Blutdruck stabilisieren. Nur nach Methohexital und Ketamin reichte die Steigerung der kardialen Pumpleistung nicht aus, um ein kurzfristiges Absinken des Blutdruckes um 15 bzw. 23 % zu verhindern. Dieser Befund überrascht, da in der Klinik und auch im Tierexperiment während der Narkoseeinleitung häufig ein Blutdruckabfall um mehr als 3o % des Ausgangswertes beobachtet wird. Die Diskrepanz zu den Ergebnissen anderer Autoren (7, 28, 37, 58, 71, 116, 137, 211-213, 229) ist wahrscheinlich methodisch bedingt. Besteht z.B. bereits in der Kontrollphase eine erhebliche Tachycardie, so ist nach der Applikation von Anaesthetika eine kompensatorische HZV-Steigerung über eine weitere Herzfrequenzerhöhung nur beschränkt möglich. Dies kann zu einem stärkeren Druckabfall führen. Außerdem kann eine unzureichende Ventilation das Blutdruckverhalten negativ beeinflussen. So zeigte GORDH (87) an der Katze, daß eine künstliche Beatmung - im Vergleich zur Spontanatmung - die Kreislaufdepression nach Althesin, Propanidid und Thiopental erheblich abschwächte. Offenbar begünstigt eine gute Oxygenierung des Blutes (1o6-1o8), eine Normoventilation (6o) und eine unveränderte Atemmechanik (199) die Homöostase. Weiterhin ist zu berücksichtigen, daß im Tierexperiment meist höhere Anaesthetikadosen verwendet wurden als bei unseren Untersuchungen. Bei dem Vergleich unserer Befunde mit klinischen Beobachtungen sind auch die gesunden Kreislaufverhältnisse unserer Versuchstiere zu bedenken.

Besonderer Betrachtung bedarf der in unseren Experimenten beobachtete Blutdruckabfall nach Ketamin, der im Widerspruch zu klinischen und experimentellen Untersuchungen steht. Die Ketamin-Mononarkose führt beim Menschen (38, 5o, 134, 135, 138, 219) und im Tierexperiment (14, 11o, 111, 123, 149) regelmäßig zu einem Anstieg des arteriellen Mitteldruckes, des peripheren Gesamtwiderstandes, der Herzfrequenz sowie des myokardialen und Gesamtsauerstoffverbrauchs. Der pharmakologische Wirkungsmechanismus dieser Substanz blieb lange ungeklärt. Zahlreiche Untersucher (111, 235, 236, 237, 24o) diskutierten früher direkte und indirekte sympathomimetische als auch vagolytische Eigenschaften. Nach neueren Untersuchungen von MONTEL et al. (162) und DIETZE et al. (41) an isolierten Organen und am Ganztier ohne Basisnarkose beruhen die typischen Kreislaufreaktionen nach Ketamin wahrscheinlich jedoch auf einen cocainartigen Effekt, der durch eine verzögerte Inaktivierung freigesetzter Katecholamine an den Erfolgsorganen zu einer sympathischen Reizung führt. Der verlangsamte Inaktivierungsprozeß kann entweder durch einen verminderten enzymatischen Abbau oder durch eine verzögerte Aminaufnahme bedingt sein. Unter dem Einfluß einer Basisnarkose ist jedoch die spontane sympathische Aktivität gedämpft. Nach MUSCHOLL (165) führt Ketamin unter diesen Bedingungen zu keiner Verstärkung des sympathischen Grundtonus. Dies erklärt auch die Beobachtungen von BRAUN et al. (14), die im Tierexperiment unter einer Ketamin-Mononarkose einen erhöhten Gesamtsauerstoffverbrauch feststellten, der nach Gabe von Muskelrelaxantien (Pancuronium) und Analgetika (Piritramid) auf Normalwerte absank. Möglicherweise ist daher die Basisnarkose unserer Versuchstiere für die Diskrepanz zwischen den in der Literatur angegebenen typischen Kreislaufwirkungen des Ketamins und unseren Ergebnissen verantwortlich.

Nach allen untersuchten Anaesthetika führte - abgesehen von Etomidate und Piritramid - eine Tachycardie zu der beobachteten Zunahme des Herzminutenvolumens. Ein Anstieg der Herzfrequenz bis zu 65 % nach Gabe der einfachen Dosis bzw. bis zu 9o % nach Gabe der doppelten getesteten Dosis, ist beim Menschen in diesem Ausmaß nicht zu beobachten. Wahrscheinlich ist diese Diskrepanz auf Speziesunterschiede zurückzuführen. Das Verhalten der Herzfrequenz muß als reflektorische Antwort der durch die Hypotension aktivierten Barorezeptoren gedeutet werden (28, 55). LANGREHR (137) vermutet allerdings, daß die Endoanaesthesie der Pressorrezeptoren durch Propanidid zu einer Tachycardie führt. Es wird aber auch diskutiert, daß Anaesthetika die Steigerung der Herzfrequenz über eine selektive Hemmung der postsynaptischen parasympathischen Nervenimpulse am Herzen bewirken (8o, 198). FISCHER (71) konnte am denervierten Herz-Lungen-Präparat keine spezifisch positiv chronotrope Wirkung der geprüften Anaesthetika nachweisen. Der beobachtete Abfall des Schlagvolumens um 2o bis 37 % ist wahrscheinlich nicht Folge der Tachycardie - wie Untersuchungen von ROSS et al. (187), DWYER (59) und PARKER et al. (17o) vermuten lassen könnten - sondern Ausdruck der später zu diskutierenden Myokarddepression.

Die Ursache für den Anstieg des Druckes in der Arteria pulmonalis nach den hohen Dosen von Propanidid (+ 23 %), Althesin (+ 18 %) und Thiopental (+ 4o %) ist wahrscheinlich komplexer Natur. FÖEX und PRYS-ROBERTS (74) erklären den Druckanstieg nach Althesin mit einer Zunahme des pulmonalen Gefäßwiderstandes, den die Autoren bei der Ziege signifikant erhöht fanden. Eine pulmonale Vasokonstriktion können unsere Kreislaufuntersuchungen weder ausschließen, noch bestätigen, da wir den linken Vorhofdruck nicht gemessen haben und wir daher den Widerstand nicht berechnen konnten. Als Ursache wird eine Histaminfreisetzung diskutiert, die zu einer Konstriktion der Lungengefäße geführt haben könnte (238). Obwohl DOENICKE et al. (43, 45, 46, 47) sowie LORENZ et al. (147) nach Gabe von Propanidid, Althesin und Thiopental, nicht jedoch nach Etomidate, einen Anstieg des Plasmahistaminspiegels beobachteten und außerdem der Lösungsvermittler Cremophor EL (245) - besonders beim Hund - die Histaminspeicher entleeren soll, sprechen unsere Befunde gegen eine Beteiligung des Histamins an einer möglichen Widerstandserhöhung im kleinen Kreislauf. Während bei unseren Untersuchungen die maximale Kreislaufwirkung bereits 1 min nach der Injektion der Anaesthesie auftrat, wurde von den zitierten Autoren die höchste Histaminkonzentration dagegen erst 3 bis 6 min später gemessen.

Außerdem beeinflußte Cremophor EL die Hämodynamik unserer mit einem Antihistaminikum vorbehandelten Versuchstiere nicht. Andere Autoren (125, 173, 196) kamen im Tierexperiment und bei Untersuchungen am Menschen zu denselben Ergebnissen.
Auch die beobachtete Steigerung des Herzzeitvolumens führte wahrscheinlich nicht zu der Druckerhöhung in der Arteria pulmonalis. Denn erst nach einer Zunahme des HZV um mindestens das Dreifache des Normalwertes steigt auch der Pulmonalisdruck deutlich an (96). Es ist deshalb anzunehmen, daß der Anstieg des Pulmonalisdruckes auf die durch die Anästhetika verursachte Erhöhung des enddiastolischen Druckes im linken Ventrikel zurückzuführen ist. Mit der Zunahme des linksventrikulären enddiastolischen Druckes (nach Propanidid 97 %, Methohexital 51 %, Thiopental 8o %, Ketamin 31 %) steigt auch der linke Vorhofdruck retrograd an. Nach Überschreiten eines Mitteldruckes im linken Vorhof von 6 bis 7 mmHg folgt ein nahezu proportionaler Druckanstieg im kleinen Kreislauf (96).

b) Die Wirkung der Anästhetika auf die Myokardkontraktilität

Konventionelle Kreislaufparameter, wie Herzfrequenz, Herzzeitvolumen, arterieller Druck, Herzarbeit u.a., erlauben keine nähere Aussage über die Myokardkontraktilität und können sogar zu einer Fehlinterpretation der Myokardfunktion führen (212, 226, 227). Zum Beispiel geht eine Herzinsuffizienz nicht mit einem verminderten Schlag- und Herzzeitvolumen und einem niedrigen Blutdruck einher, wenn über eine vermehrte Ventrikelfüllung eine hämodynamische Kompensation erfolgt. Zur Beurteilung kardialer Funktionsstörungen durch pathophysiologische Kreislaufbedingungen oder durch Einwirkung von Pharmaka, wie z.B. durch Anästhetika, ist daher eine Differenzierung der Herzmechanik notwendig, die neben der Anpassung durch Druck- und Volumenänderungen (FRANK-STARLING) auch die primär myokardialen Regulationsmechanismen (Inotropie) erfaßt (226). In neuerer Zeit haben daher zahlreiche Untersucher Kriterien erarbeitet,die die Myokardkontraktilität definieren und quantifizieren.

Am isolierten Papillarmuskel stellt bei konstanter Vordehnung unter den Bedingungen der isometrischen Kontraktion die maximale Kraftanstiegsgeschwindigkeit (dT/dt max) einen geeigneten Parameter zur Beurteilung der Herzinotropie dar. SIEGEL und SONNENBLICK (2o5, 2o6, 214) übertrugen die am Papillarmuskel gewonnenen Erkenntnisse auf das Herz in vivo. Danach entspricht dT/dt max der maximalen intraventrikulären Druckanstiegsgeschwindigkeit (dp/dt max) während der isovolumetrischen Kontraktionsphase. Diese Aussage gilt jedoch nur unter der Voraussetzung konstanter Herzfrequenz, gleichbleibenden enddiastolischen Ventrikelvolumens (preload) und unveränderten diastolischen Aortendrucks (afterload). Mit dem Anstieg dieser Größen steigt auch dp/dt max an, ohne daß sich die Kontraktilität im engeren Sinne ändert (156, 241, 183). Die Konstanz von Herzfrequenz, Vor- und Nachbelastung ist zwar weitgehend im Experiment am Herz-Lungen-Präparat, nicht jedoch beim schlagenden Herzen im intakten Organismus gegeben. Zahlreiche Autoren haben daher versucht, neue Kontraktilitätsparameter zu finden, die eine Abgrenzung der "wahren" Inotropie von dem FRANK-STARLING-MECHANISMUS (132, 151, 2o1, 239) von der Nachbelastung (155) und von der Herzfrequenz erlauben. Die große Zahl der angegebenen Parameter (163, 174, 181, 188, 2o3, 217, 226, 23o) legt aber schon die Vermutung nahe, daß bisher noch kein idealer Kontraktilitätsindex gefunden wurde. Berücksichtigt man bei der Bewertung von dp/dt max-Änderungen das Verhalten der Herzfrequenz, des pre- und afterloads, so kann auch dp/dt max als durchaus brauchbarer Parameter für die Beurteilung der Kontraktilität im engeren Sinne verwendet werden. Nach WALLACE und Mitarbeiter (241) können diese Faktoren, die dp/dt max unabhängig von Kontraktilitätsänderungen beeinflussen, quantitativ abgeschätzt werden. Eine isolierte Herzfrequenzänderung um 1o Schläge /min führt bei konstantem pre- und afterload zu einer Änderung von dp/dt max um 1oo mmHg/sec, während es nach einer Erhöhung des preload um 1 mmHg bei konstanter Herzfrequenz und unverändertem afterload zu einem Anstieg von dp/dt max um ca. 1oo mmHg/sec kommt. Umgekehrt entspricht eine isolierte Abnahme des afterload um 15 mmHg einer Abnahme von dp/dt max um etwa 3oo mmHg/sec.

Die bisher vorliegenden Untersuchungen über Piritramid charakterisieren diese Substanz als ein herz- und kreislaufindifferentes Analgetikum (1o3, 1o5, 121, 225). Negativ inotrope Wirkungen konnten am Herzmuskelpräparat und am Ganztier nicht nachgewiesen werden. Unsere Untersuchungen bestätigen diese Befunde. Unter der Piritramid-Basisnarkose war eine Depression des kardiovaskulären Systems nicht festzustellen. Bei einer Herzfrequenz von 8o Schlägen/min und einem diastolischen Aortendruck von etwa 9o mmHg lag der Inotropieparameter dp/dt max (im Mittel mehr als 2ooo mmHg/sec) in einer für den Hund physiologischen Größenordnung. Der relativ hohe linksventrikuläre Druck von ca. 1o mmHg ist offenbar auf eine vermehrte Ventrikelfüllung zurückzuführen und kann nicht als Ausdruck einer Herzinsuffizienz gewertet werden. Für diese Annahme spricht die Beobachtung von KETTLER (123), der unter einer Piritramid-Narkose ein relativ großes enddiastolisches Volumen und eine große Auswurffraktion feststellte. Dieser Autor folgerte, daß das Herz in diesem Falle zur Erzeugung höherer Drucke den FRANK-STARLING-MECHANISMUS vermehrt in Anspruch nimmt. Auch eine Einzelinjektion von o,5 mg/kg Piritramid führte zu keiner akuten Beeinträchtigung der Herzinotropie. Eine ähnliche Aussage gilt auch für das Hypnotikum Etomidate (25, 26, 243), obwohl dp/dt max nach o,8 mg/kg initial um 13o mmHg/sec abfiel. Da aber gleichzeitig Herzfrequenz und preload leicht anstiegen und afterload geringfügig abfiel, kann aus dieser geringen Änderung von dp/dt max eine negativ inotrope Wirkung nicht geschlossen werden. Gemessen an dem Verhalten von dp/dt max führten dagegen alle anderen geprüften Anaesthetika zu einer erheblichen Einschränkung der Kontraktilität des Herzens. Die akute Abnahme von dp/dt max um nur 2o % nach 1o mg/kg Propanidid bedeutet nur scheinbar eine geringere negativ inotrope Wirkung als nach den höheren Dosen von Althesin (- 3o %), Thiopental (- 34 %), Ketamin (- 42 %) und Methohexital (- 44 %). Für die quantitative Beurteilung von dp/dt max-Änderungen müssen nämlich nach den obigen Ausführungen die Ergebnisse von WALLACE et al. (241) mit in Rechnung gestellt werden. Da nach 1o, o mg/kg Propanidid die Herzfrequenz um 8o Schläge/min (Anstieg von dp/dt max um 8oo mmHg/sec) und der preload um 9 mmHg (Zunahme von dp/dt max um 9oo mmHg/sec) anstiegen, während der afterload um 15 mmHg (Abnahme von dp/dt max um 3oo mmHg/sec) abfiel, ist die Beeinträchtigung der Herzmuskelkontraktilität in Wirklichkeit größer als nach dem gemessenen Abfall von dp/dt max zum Ausdruck kommt, d.h. die gegensinnig wirkenden Einflüsse von Vorbelastung und Herzfrequenz haben den wahren Inotropieverlust erheblich maskiert. Stellt man die gleichen Überlegungen für die kleinere Propanididdosis und die anderen negativ inotrop wirkenden Anaesthetika an, so lassen sich die im Vergleich zu der höheren Propanididdosis beobachteten größeren Abfälle von dp/dt max durch die geringeren Zunahmen von Herzfrequenz und preload relativieren. Unsere Befunde stimmen mit denen anderer Autoren überein (1, 2, 7, 13, 7o, 71, 14o, 21o). Kontrovers bleiben lediglich die Ergebnisse von SOGA und BEER (213), die bei Hund und Mensch mit Hilfe des preload-unabhängigen Kontraktilitätsindex nach VERAGUT und KRAYENBÜHL (132, 239) eine stärkere Beeinträchtigung der Herzinotropie nach Methohexital weitgehend ausschlossen. Nach der hohen Dosis von 1o,o mg/kg Methohexital beobachteten diese Autoren beim Hund nur eine kurzfristige Abnahme des Kontraktilitätsindex um 18 %, während Herzfrequenz, Herz- und Schlagvolumenindex nahezu unverändert blieben. Sie führten den beobachteten Blutdruckabfall von 34 % hauptsächlich auf eine periphere Vasodilatation zurück. Da diese Autoren ihre Befunde ohne Angaben von Absolutwerten lediglich als prozentuale Änderungen zum Kontrollwert mitteilten, ist eine detaillierte Stellungnahme nicht möglich. Auch der nach Althesin bei Patienten beobachtete Blutdruckabfall (12, 28, 32, 172, 195) wurde meistens auf eine Abnahme des peripheren Gefäßwiderstandes zurückgeführt, während eine kardiodepressive Wirkung weniger in Erwägung gezogen wurde. Diese Interpretation wird durch die Untersuchungen von GORDH (86) unterstützt, der bei der Katze eine im Vergleich zu Thiopental und Propanidid nur geringe, mittels pneumopericardialer Plethysmographie gemessene, Herzvolumenzunahme fand. Dagegen sprechen die Befunde von FÖEX und PRYS-ROBERTS für eine myokarddepressive Wirkung von Althesin (74). Diese Autoren berichten über eine signifikante Abnahme der maximalen Blutbeschleunigung in der Arteria pulmonalis, eines Kontraktilitätsparameters zweiter Ordnung. Dieser Parameter soll gut mit preload-unabhängigen Kontraktilitätsindizes korrelieren (167, 168, 181). Zu einem ähnlichen Ergebnis kam HALL (97), der einen stärkeren Abfall von dp/dt max im linken Ventrikel des Schafes beobachtete.

c) Die Wirkung der intravenösen Anaesthetika auf die Koronardurchblutung und den myokardialen Sauerstoffverbrauch

Die energetische Versorgung des arbeitenden Herzmuskels wird unter normalen Bedingungen ausschließlich durch den oxydativen Stoffwechsel gewährleistet. Der Energiebedarf des Herzens kann durch eine anaerobe Glykolyse nicht gedeckt werden (136, 141). Bei Unterbrechung der Sauerstoffzufuhr ist die geringe Sauerstoffreserve des Herzens bereits nach einigen Schlägen erschöpft. Der myokardiale Sauerstoffverbrauch ist daher ein Maß für die bei der Kontraktion verbrauchten Energie (192).

Grundsätzlich kann jedes Organ seinen Sauerstoffbedarf durch eine Regulation der Organdurchblutung und/oder durch Änderung der Sauerstoffextraktion aus dem Blut decken. Da der Herzmuskel bereits unter Ruhebedingungen den Sauerstoff mehr als andere Organe ausschöpft - die normale koronarvenöse Sauerstoffsättigung beträgt 3o bis 4o % - kommt dem Koronarfluß für die Regulation der Sauerstoffversorgung des Herzens eine entscheidende Rolle zu (17, 145, 192). Bei gesunden Herzen und nicht eingeschränkter Koronarreserve wird selbst noch ein extrem hoher myokardialer Sauerstoffverbrauch über die autoregulative Anpassung der Koronardurchblutung gedeckt (145). Bei Patienten mit eingeschränkter Koronarreserve ist die Autoregulation jedoch weitgehend aufgehoben und die Durchblutung folgt linear dem Perfusionsdruck. So können Pharmaka, wie z.B. Anaesthetika, bei diesen Patienten zu einer negativen Sauerstoffbilanz des Herzens und damit zu kardialen Funktionsstörungen führen. Es ist daher wichtig zu wissen, wie Anaesthetika die Determinanten des myokardialen Sauerstoffverbrauches beeinflussen.

Nach den heutigen Kenntnissen (15, 2o, 21, 22, 34, 68, 9o, 157, 161, 215, 216) bestimmen beim schlagenden Herzen in erster Linie die Herzfrequenz, der kontraktile Zustand des Herzens und die myokardiale Wandspannung wesentlich den Energiebedarf des Herzens. Dagegen spielt der Basalstoffwechsel, der beim stillgelegten Hundeherzen o,7 ml/min · 1oo g beträgt (11), nur eine geringe Rolle. Auch die Anteile der Beschleunigungsarbeit und der elektrischen Aktivierungsprozesse (129, 133) an dem Gesamtenergieverbrauch des Herzens sind gering.
Zahlreiche Autoren haben versucht, eine quantitative Beziehung zwischen hämodynamischen Parametern und dem Energiebedarf des Herzens zu finden. Bereits STARLING (223) vermutete einen Zusammenhang zwischen der enddiastolischen Myokardfaserspannung und dem myokardialen Sauerstoffverbrauch. Aufgrund von Untersuchungen am isolierten Herzen kam ROHDE (185) zu dem Ergebnis, daß das Produkt aus Aortendruck und Herzfrequenz gut mit dem myokardialen Sauerstoffverbrauch korreliert. SARNOFF (194) fand in engen Grenzen eine befriedigende Beziehung zum "Tension-Time-Index" (TTI), der als das Produkt der Fläche unter dem systolischen Anteil der Ventrikeldruckkurve und der Herzfrequenz definiert ist und einem Spannungs-Zeit-Integral entspricht. BRETSCHNEIDER (17) modifizierte den "Tension-Time-Index" zu der vereinfachten und klinisch leicht anwendbaren dimensionslosen Näherungsformel "mittlerer systolischer Aortendruck x $\sqrt{\text{Herzfrequenz}}$". Bei gleicher Verdrängungsarbeit des Herzens ($\bar{P}_{syst}$ · HZV/kg) steigert eine Druckerhöhung den Energieverbrauch mehr als ein vergrößertes Schlagvolumen (27, 36, 65).

Die aufgeführten Näherungsformeln zur Abschätzung des myokardialen Sauerstoffverbrauchs berücksichtigen aber nur einen Teil der energieverbrauchenden Prozesse und gelten nur für relativ konstante, physiologische Kreislaufverhältnisse. Eine Quantifizierung des myokardialen Sauerstoffverbrauchs - insbesondere bei akuten Kreislaufänderungen und über einen weiten Bereich der Herzaktion - erlauben sie nicht. Dies ist jedoch seit der Entwicklung des von BRETSCHNEIDER (19) angegebenen komplexen hämodynamischen Parameters möglich. Dieser Parameter besteht aus fünf additiven Gliedern, wobei jeder Summand einem energetisch gut definierten Teil der Herztätigkeit zugeordnet ist. Danach sind die entscheidenden Größen für den myokardialen Sauerstoffverbrauch die Spannungsentwicklung während der isometrischen Anspannungsphase (dp/dt max · Herzfrequenz · Konstante) und die Haltebetätigung während der Auswurfphase ($\bar{P}_{syst} \cdot \sqrt{\text{endsystolischem Volumen/100 g}}$ x Auswurfzeit · Herzfrequenz · Konstante). Die Anteile dieser beiden Größen machen zusammen etwa 8o % des gesamten myokardialen Sauerstoffverbrauches aus und können unter dem Einfluß verschiedener Anaesthetika im Verhältnis zueinander stark variieren (123). KETTLER (122, 123) berechnete mit Hilfe des komplexen hämodynamischen Parameters den myokardialen Sauerstoffverbrauch unter verschiedenen Narkosen und fand eine gute Übereinstimmung mit den durch direkte Messung (Druckdifferenzverfahren) ermittelten Werten.

Die von verschiedenen Autoren (3, 48, 55, 69) geäußerte Vermutung, daß Anaesthetika den Energiebedarf des Herzens auch unabhängig von dem Verhalten hämodynamischer Faktoren durch eine Störung des intermediären Stoffwechsels beeinflussen könnten, ist umstritten. Für diese Annahme sprechen die Untersuchungen von DUDZIAK (52, 54), der am leerschlagenden Warmblüterherz, das mit einer Propanididkonzentration von 5 mg % perfundiert wurde, bei gleichbleibender Herzfrequenz einen anfänglichen Anstieg des Sauerstoffverbrauches um 2o % beobachtete. Weiterhin ist nach in vitro Untersuchungen zu vermuten, daß Barbiturate (23) den oxydativen Zellstoffwechsel hemmen und somit die biochemische Energieproduktion der Herzmuskelzellen herabsetzen. Dagegen haben verschiedene Untersucher (73) in vivo normale oder erhöhte Kreatinphosphat- bzw. ATP-Werte an insuffizienten Herzen nach Barbituratüberdosierung gefunden. Nach DÖRING (48) soll der entscheidende Effekt der Barbiturate auf das Herz nicht in einer Hemmung der oxydativen Phosphorylierung, sondern in einer Utilisationsstörung der energiereichen Phosphate bestehen. Die Frage, ob auch Ketamin (221) zu einer Entkoppelung der oxydativen Phosphorylierung führt, kann nach den Untersuchungen von GETHMANN et al. (8o) verneint werden. Bisher gibt es also keinen eindeutigen Hinweis dafür, daß Anaesthetika in klinischer Dosierung den Stoffwechsel meßbar beeinflussen.

Wie bereits einleitend dargestellt, liegen bisher nur wenig vergleichende Untersuchungen vor, die sich mit dem Einfluß intravenöser Anaesthetika auf die Koronardurchblutung und den Sauerstoffverbrauch des Herzens beschäftigten. EBERLEIN (6o) und KETTLER (122, 123) prüften unter Verwendung des Druckdifferenzverfahrens am Hund Pentobarbital und Chloralose-Urethan bzw. die Neuroleptanalgesie, Ketamin und Piritramid. SONNTAG und Mitarbeiter (124, 125, 218, 219) untersuchten mit Hilfe der Argon-Fremdgasmethode den myokardialen Energieverbrauch des Menschen während der Barbiturat-, Propanidid-, Ketamin-, Althesin- und Etomidatenarkose sowie während der Neuroleptanalgesie. Die zitierten Autoren beschränkten ihre Untersuchungen auf eine punktuelle Messung bei konstanten Kreislaufverhältnissen im Narkose steady-state des jeweils untersuchten Anaesthetikums (z. Teil während einer Dauerinfusion der Anaesthetika) und beobachteten, daß die geprüften Anaesthetika - mit Ausnahme von Etomidate, Piritramid und der Neuroleptanalgesie - den myokardialen Sauerstoffverbrauch erhöhten. Die Ergebnisse dieser Untersuchungen sind jedoch mit unseren Befunden schwer vergleichbar. Lediglich unsere Kontrollwerte während der Piritramid-Basisnarkose können zum Vergleich herangezogen werden, da wir bei unseren Untersuchungen nur unter diesen Bedingungen ein Narkose-steady-state hatten. Der von uns gefundene Ausgangswert des myokardialen Sauerstoffverbrauchs stimmte bei allen Versuchstiergruppen mit 9,6 bis 12,2 ml/min · 1oo g gut mit den von SONNTAG am wachen Menschen gemessenen Werten überein. Die Diskrepanz zu den Ergebnissen von KETTLER, der beim Hund unter der Piritramidnarkose einen Sauerstoffverbrauch von nur 7,4 ml/min · 1oo g fand, ist nicht befriedigend zu erklären und möglicherweise auf seine lange Versuchsdauer zurückzuführen.

Die Injektion intravenöser Anaesthetika führte - wie unsere hämodynamischen Untersuchungen gezeigt haben - zu einer sofortigen Kreislaufreaktion und machte daher eine akute Anpassung der Sauerstoffversorgung des Herzens erforderlich. Da vergleichende Untersuchungen über die Wirkung intravenöser Anaesthetika auf den Energiebedarf des Herzens während der

Einleitungsphase fehlen und methodische Einwände einen Vergleich der bisher mitgeteilten Einzeluntersuchungen (52, 54, 55, 116, 149, 2o8) nicht erlauben, haben wir unter Verwendung eines Meßverfahrens, das im Gegensatz zur Argon-Fremdgasmethode eine fortlaufende Bestimmung der Koronardurchblutung und des myokardialen Sauerstoffverbrauches erlaubt, die initialen Wirkungen verschiedener Injektionsanaesthetika unter standardisierten Versuchsbedingungen geprüft. Bereits in der ersten Minute nach der Injektion der höheren Dosen von Propanidid, Althesin, Methohexital, Thiopental und Ketamin kam es zu einem signifikanten Anstieg des myokardialen Sauerstoffverbrauches um 35 bis 57 %. Da die Myokardkontraktilität (dp/dt max) erheblich, der systolische Blutdruck ($\bar{P}_{syst}$) gering abnahmen und die äußere Herzarbeit konstant blieb, ist der Sauerstoffmehrbedarf des Herzens offenbar auf den Anstieg der Herzfrequenz und die Erhöhung der Wandspannung (Anstieg des enddiastolischen Druckes im linken Ventrikel) zurückzuführen. Da Etomidate und Piritramid nur geringe Kreislaufwirkungen hatten, blieb auch der myokardiale Energiebedarf unbeeinflußt.

SONNTAG (219) beobachtete bei Untersuchungen am Menschen, daß der durch die Anaesthetika bedingte Sauerstoffmehrverbrauch ausschließlich über den Anstieg der Koronardurchblutung gedeckt wurde. Auch bei unseren Untersuchungen ging mit der Erhöhung des myokardialen Energiebedarfs eine Zunahme des Koronarflusses parallel. Der Anstieg der Koronardurchblutung nach Propanidid (+ 114 %) war gegenüber Althesin (+ 47 %), Methohexital (+ 38 %), Thiopental (+ 39 %) und Ketamin (+ 25 %) signifikant größer. Da der Koronarwiderstand die Koronardurchblutung reguliert (8, 89), ging die Zunahme des Koronarflusses mit einer entsprechenden Abnahme des Widerstandes einher (Propanidid - 64 %; Althesin - 39 %; Methohexital - 41 %; Thiopental - 32 %; Ketamin - 38 %). Die Frage, ob sich die Änderung des koronaren Gefäßwiderstandes den metabolischen Erfordernissen des Herzens vollständig anpaßte, läßt sich durch das Verhalten der arterio-koronarvenösen Sauerstoffdifferenz beantworten. Nach Propanidid stieg die koronarvenöse Sauerstoffsättigung signifikant an und führte zu einer

Verringerung der $AVDO_2$ des Herzens um 31 %. Dieses Ergebnis erlaubt die Schlußfolgerung, daß die Koronardurchblutung kurzfristig über den nutritiven Bedarf hinaus gesteigert wurde, d.h. daß Propanidid zu einer Koronardilatation führte. Zu dem gleichen Ergebnis kam auch DUDZIAK (52, 54, 55). WIRTH und HOFFMEISTER fanden ebenfalls eine Zunahme der Koronardurchblutung nach Propanidid, jedoch keine Änderung der myokardialen $AVDO_2$. BETANCOURT (9) berichtete über eine Zunahme des Sinusausflusses um über 2oo % nach 1o mg/kg Propanidid, ohne eine Aussage über den myokardialen Sauerstoffverbrauch machen zu können. SMITH und Mitarbeiter (2o8) fanden beim Hund eine Steigerung des mit Hilfe der Xenon-133-Clearance-Methode gemessenen Koronarflusses um 75 % nach 1o mg/kg Propanidid und einen Abfall der arterio-koronarvenösen Sauerstoffdifferenz, jedoch keinen Anstieg des myokardialen Sauerstoffverbrauches. Da die Herzfrequenz bei diesen Versuchstieren bereits in der Kontrollphase bei 2oo Schlägen/min lag, ist die Aussagekraft dieser Befunde eingeschränkt.

Neben einer direkten Wirkung von Propanidid auf die Gefäßmuskulatur wurde von DUDZIAK (53) auch eine Viskositätsminderung des Blutes durch den Lösungsvermittler Cremophor EL mit als Ursache für die überschießende Koronardurchblutung diskutiert. Wir fanden dagegen in Übereinstimmung mit KETTLER (125) und SMITH (2o8), daß eine intravenöse Injektion von Cremophor EL die Herzmechanik und die Koronardurchblutung nicht beeinflußte. Eine Beeinflussung des Koronarwiderstandes durch Histaminfreisetzung ist nicht wahrscheinlich, da unsere Tiere dieser Versuchsreihe mit einem Antihistaminikum vorbehandelt waren. Die Befunde von SONNTAG (219) stimmen weitgehend mit unseren Ergebnissen überein. Dieser Autor konnte beim Menschen allerdings keinen Einfluß von Propanidid auf die $AVDO_2$ des Herzens nachweisen. Berücksichtigt man aber, daß die Bestimmung der Koronardurchblutung mit der Argon-Fremdgasmethode einen Zeitraum von 5 min beansprucht und die Blutentnahmen im Anschluß an diese Meßperiode erfolgten, so ist dieses Ergebnis verständlich. Unsere Untersuchungen zeigten nämlich, daß 5 min nach einer Propanidid-Injektion der koronardilatatierende Effekt schon abgeklungen war.

Über den Einfluß des neuen Steroidanästhetikums Althesin auf den Sauerstoffverbrauch des Herzens liegen bisher nur wenige Untersuchungen vor. Wir fanden nach Althesin auch eine über den Anstieg des myokardialen Sauerstoffverbrauchs hinausgehende Zunahme der Koronardurchblutung, da die $AVDO_2$ des Herzens geringfügig abfiel. Die koronardilatatierende Wirkung konnte statistisch jedoch nicht gesichert werden. SONNTAG und Mitarbeiter (218) beobachteten beim Menschen nach Injektion von o,o75 ml/kg Althesin einen Anstieg des myokardialen Sauerstoffverbrauchs von 1o,7 auf 17,6 ml/min · 1oo g, der allein durch die Zunahme des Koronarflusses gedeckt wurde. Eine Zunahme des myokardialen Energiebedarfs dieses Ausmaßes (+ 65 %) haben wir nicht gefunden. Es ist daher anzunehmen, daß bei den Untersuchungen von SONNTAG neben der spezifischen Wirkung von Althesin auf den O_2-Verbrauch des Herzens noch andere Faktoren eine Rolle spielten. Wir haben z.B. bei der klinischen Prüfung von Althesin (172) beobachtet, daß eine Intubation nach der Narkoseeinleitung mit Althesin vermutlich über eine Aktivierung sympathischer Reflexmechanismen (234) zum Teil exzessive und langandauernde Puls- und Blutdruckanstiege provoziert. Offenbar ist die analgetische Wirkung dieser Substanz zu schwach, um eine Dämpfung bzw. Lähmung dieser Reflexe herbeizuführen. Da die Patienten von SONNTAG et al. weder prämediziert waren noch mit Lachgas beatmet wurden, hatte die Intubation wahrscheinlich auch die Hämodynamik stark stimuliert.Ähnliche Überlegungen können auch für die von SONNTAG gemessenen hohen Sauerstoffverbräuche des Herzens in Ketamin- bzw. Propanidid-Mononarkose gelten. Gegen diese Annahme spricht jedoch die Tatsache,daß bei gleichen Versuchsbedingungen das Hypnotikum Etomidate zu keiner Erhöhung des myokardialen Energiebedarfs führte (124). Nach den Erfahrungen von BRÜCKNER et al. (25, 26) sollte eine Intubation in Etomidate-Mononarkose nicht vorgenommen werden.Für diese Fälle wird eine Kombination mit analgetisch wirkenden Substanzen empfohlen.

Neben Propanidid und Althesin führte auch Piritramid initial zu einer Dilatation der Gefäßperipherie (Abnahme des peripheren Gesamtwiderstandes um 15 %) und der Koronargefäße (Abnahme des Koronarwiderstandes um 23 %). Da sich der myokardiale Sauerstoffverbrauch unter dem Einfluß von Piritramid akut nicht änderte und die $AVDO_2$ signifikant um 7 % abnahm, ist der Anstieg der Koronardurchblutung um 9 % als eine geringe über die metabolischen Bedürfnisse hinausgehende "Luxusperfusion" zu werten.

Die ersten Untersuchungen (75, 93, 94) der Barbituratwirkungen auf das Herz wiesen auf eine dosisabhängige Zunahme der Koronardurchblutung hin. Diese Untersuchungen haben aufgrund meßtechnischer Mängel (6o) heute meist nur noch historisches Interesse. Neuere Arbeiten liegen von SONNTAG vor (219), der im steady-state einer Methohexitalnarkose einen erhöhten Energiebedarf des Herzens beim Menschen beobachtete. Bei unseren Experimenten nahm der Koronarfluß nach 1o,o mg/kg Thiopental und 4,o mg/kg Methohexital im Vergleich zu Propanidid, Althesin und Piritramid weniger zu als der myokardiale Sauerstoffverbrauch. Die gleichzeitige Vergrößerung der arterio-koronarvenösen Sauerstoffdifferenz (1o bis 12 %) zeigte, daß unter dem Einfluß dieser Anaesthetika das Herz zur Deckung des erhöhten Energiebedarfs vermehrt Sauerstoff ausschöpfen mußte. Diese Beobachtung korreliert gut mit den Ergebnissen anderer Untersucher (6o, 64, 67), die unter Barbituratnarkosen besonders niedrige koronarvenöse Sauerstoffsättigungswerte fanden. Normalerweise regulieren die metabolischen Bedürfnisse des Herzens über eine Widerstandsänderung der Koronargefäße die Durchblutung (8, 89, 191, 192). Unter der Wirkung der Barbiturate ist dieser Regelmechanismus offenbar gestört, so daß der Herzmuskel auf eine erhöhte Sauerstoffextraktion angewiesen ist. Diese Befunde können dahingehend interpretiert werden, daß sowohl die Thio- als auch die Oxybarbiturate beim narkotisierten Hund eine koronarkonstriktorische Komponente haben, die jedoch durch die metabolischen Bedürfnisse des Herzens maskiert wird.
Im Vergleich zu den Barbituraten sind die koronarkonstriktorischen Wirkungen des Ketamins noch ausgeprägter. Eine Steigerung des myokardialen Energiebedarfs um ca. 5o % wurde nur von einer Zunahme des Koronarflusses um 25 % begleitet. Bereits 3 min nach der Injektion

von 1o,o mg/kg Ketamin hatte die Koronarperfusion wieder den Ausgangswert erreicht. Der Sauerstoffmehrbedarf des Herzens wurde initial durch eine zusätzliche und später (3. min) durch eine ausschließliche Erhöhung der Sauerstoffausschöpfung gedeckt, die in einer lang anhaltenden Vergrößerung der arterio-koronarvenösen Sauerstoffdifferenz (+ 2o %) bzw. in einer Abnahme der koronarvenösen Sauerstoffsättigung (von 31 auf 19 %) zum Ausdruck kam. Diese Beobachtung wird durch die Untersuchungen von KETTLER (123) gestützt, der im Vergleich zu anderen intravenösen Anaesthetika unter der Ketamin-Mononarkose die niedrigste Sauerstoffsättigung im koronarvenösen Blut beobachtete. Die Diskrepanz zu den Befunden von SONNTAG (219) und LUTZ et al. (149), die weder beim Menschen noch beim Hund einen Einfluß von Ketamin auf die Sauerstoffausschöpfung des Myokards nachweisen konnten, ist möglicherweise auf die Basisnarkose bei unseren Untersuchungen zurückzuführen.

Die Pumpfunktion des Herzens besteht in der Erzeugung von Druck und der Förderung von Volumen. Setzt man diese Verdrängungsarbeit ($\bar{P}_{syst}$ · HZV/kg) zum Gesamtsauerstoffverbrauch des linken Ventrikels in Beziehung, so ergibt sich der mechanische Wirkungsgrad der Herzarbeit. Bei unseren Untersuchungen blieb die Herzarbeit während der Einwirkung der geprüften Anaesthetika unverändert, da der Druck leicht abfiel und das HZV entsprechend anstieg. Dagegen stieg - außer nach Etomidate und Piritramid - der myokardiale Energiebedarf an. Der Wirkungsgrad fiel daher ab und weist auf eine Verschlechterung der Ökonomie des Herzens unter dem Einfluß von Althesin (- 19 %), Propanidid (- 25 %), Methohexital (- 34 %), Thiopental (- 22 %) und Ketamin (- 31 %) hin. Die Beeinträchtigung des Wirkungsgrades ist jedoch schwierig zu interpretieren. Nach den Untersuchungen von BRETSCHNEIDER (21) korreliert die Verdrängungsarbeit des linken Ventrikels nämlich nur schlecht mit seinem Sauerstoffverbrauch. Dieses Ergebnis ist verständlich, wenn man berücksichtigt, daß neben der äußeren Herzarbeit auch noch andere energieverbrauchende Prozesse, wie z.B. die Spannungsentwicklung während der isometrischen Anspannungsphase, den Gesamtsauerstoffverbrauch beeinflussen. Da die Verdrängungsarbeit ausschließlich in der Auswurfphase geleistet wird, ist dagegen der Wirkungsgrad, der sich nur auf den Energiebedarf für die Haltebetätigung während der Auswurfphase bezieht, aussagekräftig. Der Sauerstoffverbrauch für die Haltebetätigung ist mit Hilfe des von BRETSCHNEIDER entwickelten komplexen hämodynamischen Parameters (19) quantitativ zu erfassen. KETTLER (123) beobachtete, daß negativ inotrope Anaesthetika (Halothan, Methoxyfluran, Ketamin) die Ökonomie der Haltebetätigung wesentlich stärker beeinträchtigen als andere Anaesthetika mit nur geringem Einfluß auf die Myokardkontraktilität (Piritramid, NLA, Äther). Normalerweise befähigt eine große Kontraktionsgeschwindigkeit (großes dp/dt max) das Herz, die Haltebetätigung und damit die geforderte Auswurfarbeit rasch zu beenden. Führen dagegen negativ inotrop wirkende Anaesthetika zu einer Beeinträchtigung der Spannungsentwicklung (kleines dp/dt max), so muß das Herz für die Haltebetätigung kompensatorisch vermehrt Energie aufwenden, d.h. die Auswurfphase wird unökonomisch (21). Es ist daher zu vermuten, daß auch die myokarddepressiven Einleitungsanaesthetika zu einer Abnahme des Wirkungsgrades der Haltebetätigung führen.

Koronardurchblutung, arterio-koronarvenöse Sauerstoffdifferenz und Substratextraktion sind die entscheidenden Größen für die Beurteilung der Wirkung von Pharmaka auf den Herzstoffwechsel (159). SONNTAG (219) konnte an herz- und kreislaufgesunden Patienten unter der Einwirkung intravenöser Anaesthetika eine verminderte Laktataufnahme oder gar eine Laktatumkehr, die für eine Hypoxie der Herzmuskelzelle sprechen würde, nicht feststellen. Das Substratangebot war für die oxydative Energiegewinnung des Herzens bei allen Patienten ausreichend. Da unsere Untersuchungen an gesunden Versuchstieren durchgeführt wurden und nach keinem der geprüften Anaesthetika eine Abnahme der koronarvenösen Sättigung unter 19 % beobachtet wurde, ist anzunehmen, daß auch die Herzen unserer Versuchstiere nicht auf den anaeroben Stoffwechsel angewiesen waren, sondern über die autoregulierte Koronardurchblutung adäquat mit Sauerstoff versorgt wurden.

Es muß jedoch darauf hingewiesen werden, daß die Messung der Metabolite und des Flusses im Sinus coronarius den Herzstoffwechsel und die Myokarddurchblutung nur global erfaßt und eine Beurteilung der regionalen Durchblutungsverhältnisse nicht erlaubt. In neuerer Zeit ist es jedoch mit Hilfe der "tracer microspheren" - Technik (49) gelungen, auch die lokale Verteilung der Myokarddurchblutung zu untersuchen. So ist es heute möglich, zwischen subendocardialer und subepicardialer Durchblutung zu differenzieren. Unter normalen hämodynamischen Bedingungen sind die tiefen Schichten im Vergleich zu den oberflächlichen Schichten nach den Angaben verschiedener Autoren (72, 127, 166, 197) besser durchblutet. Bei koronargesunden Herzen ändert sich dieses Durchblutungsverhältnis zu Gunsten der subendocardialen Durchblutung bei zunehmendem preload und bei der Bradycardie. Dagegen führt eine Tachycardie und bei Herzen mit eingeschränkter Koronarreserve auch ein Anstieg des enddiastolischen Druckes zu einer signifikanten Verschlechterung der Durchblutung tiefer Schichten.

d) Bewertung der Tierexperimente

Bevor aus unseren Ergebnissen Schlußfolgerungen für die Anwendung der geprüften intravenösen Anaesthetika beim Menschen gezogen werden, bedürfen die tierexperimentellen Untersuchungen einer kritischen Betrachtung.

1. Methodenkritik

Als Meßverfahren für die Bestimmung des Herzminutenvolumens haben wir die Thermodilutionsmethode gewählt, weil sie folgende Vorteile bietet (79):

1. Der Indikator ist nicht toxisch
2. Die Messungen können beliebig oft und in schneller Folge wiederholt werden
3. Die Rezirkulation ist gering

4. Die Messung erfolgt intravasal
5. Die Thermodetektoren können einen hohen Frequenzgang besitzen.

Das Kälteverdünnungsverfahren hat sich für klinische und tierexperimentelle Untersuchungen bewährt (5, 176, 2oo, 222) und stimmt mit der Farbstoffverdünnungsmethode (1oo, 2o9) oder der direkten elektromagnetischen Flußmessung (193, 2o9) befriedigend überein. Die Auswertung der Thermodilutionskurven erfolgte bei unseren Untersuchungen durch einen Analogrechner nach einem von SLAMA-PIIPER (2o7) angegebenen Rechenverfahren. Danach ergibt sich das HZV aus dem Produkt des Flächenintegrals bis zum Abfall der Indikatorkonzentration auf 2/3 des Maximalwertes und einer im Tierexperiment empirisch gefundenen Konstante von 1,72. SPIECKERMANN (22o) wertete Thermodilutionskurven sowohl nach diesem zeitsparenden Näherungsverfahren als auch durch Extrapolation und Integration vergleichend aus und fand nur eine geringe Abweichung der Meßergebnisse. GETHMANN et al. (79) prüften den Analogrechner und das zugrundeliegende Rechenprinzip unter besonderer Berücksichtigung des Problems der absoluten Eichung am Kreislaufmodell und beobachtete selbst bei sehr niedrigen oder extrem hohen Herzzeitvolumina einen maximalen Meßfehler von nur 1o %. Alle Messungen waren gut reproduzierbar. Als wesentliche Fehlerquelle der Thermodilutionsmethode wird die Inkonstanz der Indikatormenge auf dem Wege vom Injektionsort zum Detektor diskutiert (1oo, 131). Eine Änderung der Kalorienmenge am Injektionsort kann vermieden werden, wenn der Injektionskatheter nicht freiliegt und vor jeder Messung Blut in den Kathetertotraum aspiriert wird. Bei einer Injektion in den rechten Vorhof und Messung der Aortentemperatur (RA-HZV) besteht die Gefahr eines Indikatorverlustes - besonders bei kleinen Herzzeitvolumina - während der Lungenpassage, da das Kapillargebiet der Lunge eine große Fläche für den Kalorienaustausch darstellt. Ein wesentlicher Indikatorverlust tritt jedoch bei normalen Herzzeitvolumina und Kreislaufzeiten, wie bei unseren Versuchstieren, wegen der schlechten Wärmeleit-

fähigkeit der Luft sowie der kurzen Kontaktzeit in der Lunge nicht auf (2oo). Unter diesen Bedingungen hat die vergleichende Auswertung von aortalen bzw. pulmonalen Thermodilutionskurven fast identische Herzzeitvolumina ergeben (1o8, 176). Eine vollständige Durchmischung des Indikators mit dem Blut - eine Voraussetzung für alle Indikatorverdünnungsmethoden - ist besonders beim RA-HZV gegeben. Da eine zu kurze oder zu lange Injektionszeit das Meßergebnis beeinflussen kann (131), wurde der Kältebolus innerhalb von 2 bis 5 sec appliziert. Die Verwendung eines eiskalten Indikators erhöht zwar die Gefahr des Indikatorverlustes, eine große Kalorienmenge (großes Injektionsvolumen und großer Temperaturgradient) verringert jedoch die Fehlerquote der Thermodilutionsmethode.
Ein Flottieren der Thermistorsonde im Blutstrom oder ein Kontakt mit der Gefäßwand kann das Meßergebnis verfälschen und äußert sich durch einen wellenförmigen Verlauf bzw. einen verzögerten Anstieg der mitgeschriebenen Thermodilutionskurve. Durch Zurückziehen des Thermistors war dieser Fehler zu beheben.

Voraussetzung für die Erfassung kurzfristiger und intensiver Änderungen der Koronardurchblutung ist ein Meßverfahren mit einem hohen zeitlichen Auflösungsvermögen. Die vom FICK'SCHEN Prinzip abgeleiteten und vorwiegend beim Menschen verwendeten indirekten Meßverfahren erfüllen diese Forderungen nicht und besitzen darüber hinaus eine große Fehlerbreite (Übersicht: 182). Das Clearance-Verfahren erlaubt z.B. wegen der ausgeprägten Flußabhängigkeit des Extraktions-Quotienten für radioaktives Rubidium (^{86}Rb) und Kalium (^{42}K) besonders bei hoher Koronardurchblutung keine quantitative Aussage (1o, 51, 148, 16o). Auch an die Anwendbarkeit des Auswaschverfahrens (112, 118, 128, 186) sind zahlreiche Bedingungen geknüpft, die nur unbefriedigend erfüllt werden können. Als Indikator kommen nämlich nur schlecht lösliche Gase in Betracht, die zur Vermeidung einer Rezirkulation bereits bei der ersten Lungenpassage vollständig abgeraucht sein müßten. Die Schwäche dieses Verfahrens liegt weiterhin in der Annahme, daß sich ein sofortiges Äquilibrium zwischen den

Gasspannungen der verwendeten, nicht besonders gut diffundierenden und relativ gut fettlöslichen Edelgase Krypton (^{85}Kr) und Xenon (^{133}Xe) im Myokard und im koronarvenösen Blut einstellt. Die Applikation des Indikators macht eine Katheterisierung der linken Koronararterie notwendig. Der heute sichergestellte Befund (192), daß die Durchblutung der epicardialen und endocardialen Herzmuskelschichten unterschiedlich ist, limitiert das Auswaschverfahren, da die Voraussetzung einer homogenen Perfusion nicht erfüllt ist.
Die Messung mit der Indikatorverdünnungstechnik (77, 78, 158, 2o1) sind unzuverlässig, da sich die theoretischen Voraussetzungen, wie gleichmäßige Durchmischung des injizierten Indikators mit dem Blut und Verhinderung eines Indikatorverlustes durch Rückstrom in die Aorta, nicht realisieren lassen. Diese Methode wird noch dadurch kompliziert, daß neben der linken Koronararterie auch der Sinus coronarius sondiert werden muß. Ein risikoarmes Verfahren zur Messung der Organdurchblutung ist die Fremdgasmethode (16, 182), da nur in die repräsentative Organvene ein Katheter eingeführt zu werden braucht und der Indikator durch Beimischung zur Atemluft dem Kreislauf zugeführt wird. Bestimmt wird der Verlauf der Indikatorkonzentration im arteriellen und koronarvenösen Blut. Exakte Messungen sind besonders bei hoher Durchblutung aber nur dann zu erwarten, wenn die arterielle Aufsättigung rasch erfolgt, sich ein Äquilibrium zwischen Myokardgewebe und Organvenenblut schnell einstellt und die arterio-koronarvenöse Fremdgasdifferenz gut meßbar ist. Das von KETY und SCHMIDT (126) eingeführte Analysegas Stickoxydul (N_2O) ist daher nur bedingt geeignet, da z.B. die arterielle Aufsättigung ca. 1o min beträgt. Erst die Verwendung von Indikatoren wie dem Argon, das in Wasser und Fett schlecht löslich ist, gaschromatographisch gut bestimmt werden kann (16, 39) und sich durch eine kurze Aufsättigungszeit (5 min) auszeichnet, führte zu genauen Meßergebnissen. Im Tierversuch stimmte die Argon-Fremdgasmethode im Vergleich zum direkten, atraumatischen Druckdifferenzverfahren befriedigend überein (232).
Im Gegensatz zu den beschriebenen indirekten Methoden hat das von uns verwendete Druckdifferenzverfahren ein hohes zeitliches Auflösungs-

vermögen. Nach Aufblasen des Ringballons durchströmt das gesamte Koronarsinusblut dem Meßkopf des Druckdifferenzkatheters, der in unserem Meßbereich keine meßbare Widerstandserhöhung hervorruft. Da die Druckdifferenz zum Quadrat der Durchflußgeschwindigkeit proportional ist und der Innendurchmesser des Katheterkopfes bekannt ist, kann unmittelbar auf das Durchflußvolumen/Zeiteinheit geschlossen werden. Nach HENSEL (1o9) ist der Koronarsinusfluß unter physiologischen Bedingungen unabhängig von Änderungen des Hämatokrits, der Blutviskosität und des Strömungsprofils. Da im Tierexperiment ein mechanisches Fluß-Null nicht einzustellen ist, besitzt das Druckdifferenzverfahren, bei dem ein Fluß-Null elektrisch simuliert werden kann, im Vergleich zu der direkten Meßmethode nach dem elektromagnetischen Prinzip (143) meßtechnische Vorteile. Ein weiterer Vorteil des Pitot-Rohr-Katheters ist die an der Katheterspitze gelegene Blutentnahmestelle. Die Gefahr, daß bei der Aspiration von Blut zur Bestimmung des koronarvenösen Sauerstoffgehaltes retrograd auch Vorhofblut angesaugt wird, ist daher gering. Andere atraumatische Meßverfahren, wie die Ableitung des Koronarsinusblutes über die MORAWITZ-Kanüle nach außen oder das Thermostromuhrprinzip, sind für unsere Untersuchungen wegen starker Widerstandserhöhung im Koronarkreislauf und/oder großer Trägheit des Meßsystems ungeeignet (6o, 1o9). Chronisch implantierte elektromagnetische Flußköpfe, die unter sterilen Kautelen operativ um einen Hauptast der Koronararterien gelegt werden, sind für unsere umfangreichen Untersuchungen ebenfalls nicht geeignet. Das operative und meßtechnische Risiko ist zu hoch und die Information zu gering. Auf dieses Problem wird später noch eingegangen.

Da die Fraktion der Durchblutung des linken Ventrikels, die über den Sinus coronarius ausfließt, uneinheitlich beurteilt (1o2) und die Präparation des linken Ventrikels unterschiedlich vorgenommen wird, kann die Umrechnung des Flusses im Sinus coronarius auf die Myokarddurchblutung des linken Ventrikels pro Gewichtseinheit zu unterschiedlichen Ergebnissen führen. Wir bezogen uns auf die Untersuchungen von HEISS et al. (1o2), die einen Anteil von 75 % fanden. Obwohl wir, ähnlich wie die zitierten Autoren, den linken Ventrikel nach einem standardisierten Verfahren präparierten, registrierten wir ein durchschnittlich geringeres Gewicht, d.h. unsere Durchblutung des linken Ventrikels war etwas größer.

Die Überlagerung der differenzierten linksventrikulären Druckkurve mit Rauschfrequenzen kann die Amplitude der dp/dt-Kurve verfälschen. Eine Filterung der Druckkurve ist daher notwendig. In der Technik werden hierfür Tiefpaßfilter mit unterschiedlicher Grenzfrequenz (Eckfrequenz) verwendet. Durch die Zuschaltung dieser Filter kommt es aber in Abhängigkeit vom Meßbereich mit der Abnahme der Eckfrequenzen zu einer zeitlichen Verschiebung der Originaldruckkurve nach rechts (Verspätung) und zu einer Abnahme der dp/dt-Amplitude, während mit steigender Eckfrequenz die Amplitude von dp/dt wegen der überlagerten Rauschanteile zunimmt. Der Tiefpaßfilter unserer Meßanlage hatte eine Eckfrequenz von 4o Hz und beeinflußte in unserem Meßbereich die Kurve von dp/dt nicht.

Für die Bestimmung des arteriellen und koronarvenösen Sauerstoffgehalts wurde ein CO-Oxymeter verwendet, das - besonders auch bei niedriger Sauerstoffsättigung - im Vergleich mit bewährten Labormethoden (Cyanhämoglobin-Methode, VAN SLYKE-Verfahren) zuverlässige Ergebnisse liefert (15o, 233). Dieses Gerät bestimmt den Hb-Gehalt, die Sauerstoffsättigung des Hämoglobins, nicht jedoch den physikalisch gelösten Sauerstoff im Blut. Bei einem Partialdruck von 1oo mmHg (entspricht etwa dem arteriellen O_2-Partialdruck unserer Versuchstiere) ist o,3 ml O_2 in 1oo ml Blut physikalisch gelöst. Bei der Berechnung der $AVDO_2$ des Herzens konnten wir diese Sauerstoffmenge nicht berücksichtigen, da wir das P_{O_2} des Blutes parallel nicht mitbestimmt haben. Da alle Untersuchungen standardisiert waren, dürfte dieser methodische Fehler die Meßergebnisse in qualitativer Hinsicht aber nicht beeinflußt haben.

Die Untersuchungen dauerten einschließlich der Präparationszeit etwa 5 bis 7 Stunden. Es ist nicht auszuschließen, daß sich die Kreislaufsituation der Versuchstiere mit dem zeitlichen Verlauf verschlechterte. Dieser Einfluß auf die Meßergebnisse ist jedoch zu vernachlässigen, wenn die einzelnen Anaesthetikadosen in randomisierter Reihenfolge geprüft werden. Außerdem haben uns nur die akuten Kreislaufänderungen interessiert. Langzeitbeobachtungen wurden nicht vorgenommen.

2. Äquieffektivität der untersuchten Anaesthetika

Ein quantitativer Vergleich der Wirkungen verschiedener Anaesthetika auf die Herz- und Kreislauffunktionen setzt eine äquianaesthetische Dosierung voraus. Bei den Inhalationsnarkotika kann die minimale alveoläre Anaesthetikakonzentration (MAC), bei der 5o % der Individuen einen definierten Schmerzreiz tolerieren, als geeignetes Kriterium für die Bestimmung äquipotenter Anaesthetikadosen gelten (61, 62, 63, 82). Dieses Problem ist bei den Injektionsanaesthetika bisher noch nicht ähnlich befriedigend gelöst worden. Es liegt nahe, die Konzentration intravenöser Anaesthetika im Blutserum zu bestimmen. Blutspiegel haben sich jedoch für die Bewertung der anaesthetischen Wirkung wegen der Entwicklung akuter Toleranzphänomene (56) nicht bewährt. In einer Übersicht haben CLARK und Mitarbeiter (31) am Beispiel von Thiopental und Methohexital dargelegt, wie unterschiedlich das anaesthetische Potenzverhältnis zwischen diesen beiden Substanzen beim Menschen bewertet wird. Während WYANT und CHANG (246) ein Verhältnis von 1 : 1,5 angeben, berichten andere Autoren (35, 57, 91) über eine Relation von 1 : 2,4 bis 3,1. CLARK et al. (31) kommen selbst zu dem Ergebnis von 1 : 3,3. Auch die anaesthetische Potenz von Propanidid wird uneinheitlich eingeschätzt. Nach den Untersuchungen von SWERDLOW und MOORE (228), HOWELLS et al. (115), FREY (76) und CLARK et al. (31) entspricht 1 mg/kg Methohexital einer Dosis von 3,5 bis 6,5 mg/kg Propanidid bzw. 1 mg/kg Thiopental einer Dosis von 1,1 bis 1,2 mg/kg Propanidid. Diese Diskrepanz der mitgeteilten Befunde ist methodisch bedingt, da für die Beurteilung der anaesthetischen Wirkung unterschiedliche Kriterien, wie Einschlafdosis, Schlafdauer, Dosis bis zum Verlust des Lidreflexes oder Gesamtdosis für kürzere Operationen, herangezogen wurden. DUNDEE (57) empfiehlt,für die Prüfung der Potenz kurzwirksamer Einleitungsanaesthetika die minimale Dosis zu ermitteln, die unter standardisierten Bedingungen innerhalb von 1o,5 sec zum Schlaf führt. Basierend auf dieser Methode halten CLARK et al. (33) 6o µl/kg (= o,7 mg/kg) Althesin, 4,o mg/kg Thiopental, 1,2 mg/kg Methohexital und 4,2 mg/kg Propanidid für äquipotente Einschlafdosen. Dieses standardisierte Verfahren ist aber nicht anwendbar, wenn länger wirksame Injektionsanaesthetika oder nicht typische Einleitungsanaesthetika, wie die von uns untersuchten Pharmaka Ketamin und Piritramid, geprüft werden (33, 57). Ähnliche methodische Schwierigkeiten gelten für die Bestimmung äquipotenter Anaesthetikadosen beim Tier. JAGENEAU et al. (116) prüften beim Hund die Schlafdauer und fanden eine Äquipotenz für 2,5 mg/kg Etomidate, 1o mg/kg Methohexital und 5o mg/kg Propanidid. CONWAY et al. (37) hält 1o,o mg/kg Thiopental, 4,o mg/kg Methohexital und 2o,o mg/kg Propanidid für äquipotente Dosen, während DUNDEE (58) ein Potenzverhältnis von 4 : 1,6 : 4 vermutet. Gemessen an der Schlafdauer, ist eine äquipotente Dosierung der von uns geprüften Anaesthetika zu bezweifeln. Die orientierende Prüfung hat bereits bei der kleinen Stichprobenzahl ergeben, daß 4,o mg/kg Methohexital, 1o,o mg/kg Thiopental, 1o,o mg/kg Propanidid, 2,o mg/kg Althesin, o,8 mg/kg Etomidate, o,5 mg/kg Piritramid und 1o,o mg/kg Ketamin zu einer unterschiedlichen Schlafdauer der nicht prämedizierten Hunde führte. Da die anaesthesiologische Literatur und selbst auch die Standardwerke der Tieranaesthesie (242) keine klärenden Informationen zu diesem Thema enthalten, haben wir in Übereinstimmung mit anderen Autoren (123, 149) und im Interesse möglichst kliniknaher Bedingungen für unsere Untersuchungen eine in der Humanmedizin übliche Einleitungsdosis und deren doppelte Menge verwendet.

3. Speziesunterschiede

Umfangreiche Kreislaufuntersuchungen sind aus methodischen und ethischen Gründen am Menschen nicht durchführbar. Bei unseren Untersuchungen mit einem aufwendigen Einsatz technischer Meßapparaturen mußten wir daher auf das große Warmblüterexperiment zurückgreifen. Wir haben uns - nicht nur aus ökonomischer Notwendigkeit - für den Hund als Versuchsobjekt entschieden. Nach übereinstimmender Meinung anerkannter Physiologen (92, 145, 191) besteht keine schwerwiegende Differenz zwischen dem Kreislauf - insbesondere dem Koronarkreislauf - des Hundes und des Menschen. Geringe Unterschiede bestehen nur in der Relation von Herzgewicht zum Körpergewicht, in der Anatomie des Koronarkreislaufs und in einem höheren dp/dt max. O'ROURKE und BISHOP (169) haben in einer Übersichtsarbeit die von verschiedenen Autoren gemessenen Kreislaufgrößen des wachen und trainierten Hundes zusammengestellt. Aus diesen Befunden ist eine weitgehende Identität mit den hämodynamischen Parametern des Menschen abzuleiten. Eine Übertragung der in unseren Experimenten beobachteten Kreislaufreaktionen auf den Menschen erscheint uns daher gerechtfertigt (1o1, 1o2, 182, 232). Der klinische Bezug ist aber wegen möglicher Speziesunterschiede nur in qualitativer Hinsicht gerechtfertigt. Das Tierexperiment ersetzt vor Anwendung neuer Anaesthetika in der Klinik nicht die punktuelle Untersuchung am Menschen.

4. Der große Warmblüterversuch in Basisnarkose

Versuchstiere unter ständiger veterinärmedizinischer Kontrolle und Pflege, denen unter sterilen Kautelen Meßapparaturen, wie elektromagnetische Flußmesser oder Druckmeßkatheter, in Voroperationen chronisch implantiert wurden, stehen nur einigen Untersuchern zur Verfügung (116, 149). Es ist daher nicht verwunderlich, daß in der Literatur nur wenige Ergebnisse mitgeteilt werden, die sich mit dem Einfluß der Anaesthetika auf den Kreislauf von trainierten Tieren ohne Prämedikation und Basisnarkose beziehen. Die meisten Untersuchungen wurden im Akutversuch an narkotisierten Tieren vorgenommen. Beide Methoden besitzen Nachteile. Für Untersuchungen am "chronischen" Versuchstier können, wegen des hohen operativen und meßtechnischen Risikos, nur eine bgrenzte Zahl von Meßvorrichtungen implantiert werden. Die Ausbeute an Daten ist bei solchen Versuchen daher gering. So können z.B. die Befunde von JAGENEAU und Mitarbeiter (116) zu Fehlinterpretationen führen: Diese Untersucher beobachteten beim Hund ohne Basisnarkose nach einer Injektion von 1o mg/kg Methohexital einen Anstieg des Inotropieparameters dp/dt max um ca. 7oo mmHg/sec. Aus diesem Verhalten einen positiven inotropen Effekt folgern zu wollen, ist jedoch nicht zulässig. Da nur die Herzfrequenz und die Nachbelastung registriert wurden (erhebliche Zunahmen), nicht jedoch die Vorbelastung, ist auch nur eine qualitative Abschätzung des Inotropieverhaltens unmöglich. LUTZ et al. (149) prüften den Einfluß von Ketamin auf die Hämodynamik und die myokardiale Sauerstoffversorgung des nicht narkotisierten Hundes. Die Befunde geben aber nur Auskunft über Änderungen des in der Arteria coronaria circumflexa elektromagnetisch gemessenen Flusses - und nicht über die des myokardialen Sauerstoffverbrauches. Die Deutung der Befunde wird außerdem noch durch die fehlende simultane Messung wesentlicher, den myokardialen Energiebedarf determinierender Kreislaufgrößen, wie die Druckanstiegsgeschwindigkeit und der end-diastolische Druck im linken Ventrikel, erschwert.

Aussagen über den Wirkungsmechanismus von Pharmaka am trainierten Tier ohne Basisnarkose sind wegen der Beteiligung nervaler Impulse, humoraler Faktoren und Stoffwechselvorgänge schwierig (149). Der während der Dressur entstandene enge Kontakt des Versuchstieres Hund zu seiner Umgebung und dem Untersucher wird durch die Injektion psychotroper Substanzen, wie sie Anaesthetika - besonders das Ketamin - darstellen, entscheidend gestört. Als Folge treten Flucht- und Angstreaktionen auf. Die begleitende sympathische Stimulation kann die Kreislaufwirkungen der Einleitungsanaesthetika soweit überlagern, daß eine Analyse der hämodynamischen Reaktion nur mit erheblichen Vorbehalten möglich ist.

Für vergleichende Kreislaufuntersuchungen sind standardisierte Versuchsbedingungen notwendig, die beim Tier ohne Basisnarkose aber schwer einzuhalten sind. Im Gegensatz zu den narkotisierten und normoventilierten Versuchstieren kann beim spontan atmenden "chronischen" Versuchstier eine Atemdepression (1o8, 199) die Kreislaufwirkungen von

Anaesthetika erheblich modifizieren. Nach BRETSCHNEIDER (18) liegt die Häufigkeit geglückter Versuche mit "chronischen" Versuchstieren - besonders bei Langzeituntersuchungen - bei etwa 1o %.

Ein Nachteil des "akuten Experiments " ist die Interferenz der notwendigen Basisnarkose mit der Prüfsubstanz und die Verschiebung des sympathico-parasympathischen Gleichgewichts durch das Basisnarkoseverfahren (71, 198). An anderer Stelle haben wir am Beispiel des Ketamins dargelegt, wie eine Basisnarkose die Kreislaufwirkungen des Pharmakons modifiziert und den cocainartigen Effekt aufhebt. Für den minimalen Einfluß der von uns verwendeten Basisnarkose auf die Hämodynamik spricht jedoch die weitgehende Übereinstimmung der gemessenen und berechneten Kontrollwerte mit den Kreislaufgrößen des nicht narkotisierten Hundes (164, 169). Die Kombination der beiden analgetisch wirkenden und fast kreislaufneutralen Substanzen Piritramid und Lachgas hat sich bei uns bewährt und wird von anderen Autoren (12o) besonders für Kreislaufuntersuchungen empfohlen. Andere Anaesthetika, die zu einer Kreislaufdepression oder -stimulation führen (Halothan, Ethrane, Barbiturate, Chloralose-Urethan, Ketamin), eignen sich dagegen nicht. Versuchstiere, die bereits in der Kontrollphase Zeichen einer Myokarddepression (hoher ventrikulärer enddiastolischer Druck, kleines Schlagvolumen, niedriges dp/dt max) oder eine Tachycardie aufweisen, können für Kreislaufanalysen nicht verwendet werden.

Die Gründe, die uns veranlaßten, tierexperimentelle Untersuchungen in Basisnarkose durchzuführen, sind nachfolgend zusammengestellt:

1. Die Basisnarkose und eine kontrollierte Beatmung gewähren standardisierte Versuchsbedingungen.

2. Am narkotisierten Versuchstier sind mehr Meßdaten zu gewinnen.

3. Die erschütterungsempfindliche Meßapparatur zur Bestimmung des Sinusausflusses mit Hilfe des Druckdifferenz-Katheters verlangt ruhig gelagerte Versuchstiere.

4. Der Mangel an geeigneten Tierställen und Tierpflegern machte eine adäquate Betreuung operierter Hunde zum Zeitpunkt der Untersuchung unmöglich.

5. Das Tierschutzgesetz schreibt eine Narkose für diese umfangreichen Untersuchungen vor.

5. Interferenz verschiedener Anaesthetika am gleichen Versuchstier

Bei zwei Tiergruppen wurden mehrere Anaesthetika geprüft - nämlich in der Propanididgruppe zusätzlich noch das Althesin und in der Etomidategruppe noch das Thiopental und die 2,o mg/kg Methohexitaldosis. Wegen der raschen hydrolytischen Spaltung von Propanidid und Etomidate in inaktive Metabolite ist eine Interferenz dieser beiden Anaesthetika mit anderen Substanzen unwahrscheinlich. Dagegen ist eine gegenseitige Beeinflussung der Barbiturate, trotz einer Wartezeit von 6o min zwischen den einzelnen Prüfungen und der Rückkehr der Kreislaufparameter zu ihren Kontrollwerten, nicht sicher auszuschließen.

e) Bedeutung der Ergebnisse für die Klinik

Die Untersuchungen von EBERLEIN (6o) und KETTLER (123) am Hund und von SONNTAG am Menschen (219) haben den Nachweis erbracht, daß intravenöse Anaesthetika unter steady-state-Bedingungen den myokardialen Energiebedarf unterschiedlich erhöhen. Der Sauerstoffmehrverbrauch kann bei gesunden Herzen allein über eine autoregulative Anpassung der

Koronardurchblutung gedeckt werden, wie die Konstanz der koronarvenösen Sauerstoffsättigung und das Fehlen einer Laktatumkehr als Ausdruck einer allgemeinen Hypoxie beweisen (218, 219). Unsere Untersuchungen haben dagegen gezeigt, daß die Autoregulation des Koronarflusses während der Einleitungsphase offenbar aufgehoben ist. Unter diesem Aspekt erfordern unsere Ergebnisse eine Stellungnahme zur Indikation von Einleitungsanaesthetika bei pathologischen Kreislaufverhältnissen.

1. Narkoseeinleitung bei Koronarsklerose

Bei Herzen mit ausgeprägter Koronarsklerose ist die autoregulative Anpassung des Koronarflusses an einen erhöhten Energiebedarf weitgehend aufgehoben, d.h. die Koronardurchblutung hängt linear von dem mittleren diastolischen Aortendruck ab (88). Die Deckung eines erhöhten myokardialen Sauerstoffbedarfs kann nur noch über einen verbliebenen Rest der Koronarreserve und/oder eine erhöhte Sauerstoffextraktion erfolgen. Eine Steigerung des diastolischen Aortendruckes führt bei diesen Patienten zwar zu einer Zunahme der Koronardurchblutung, da aber gleichzeitig auch der systolische Ventrikeldruck und damit die myokardiale Wandspannung zunimmt, kostet dieser theoretische Anpassungsmechanismus zusätzliche Energie und ist daher nicht sinnvoll. Es sind daher Einleitungsanaesthetika zu verwenden, die die myokardiale Sauerstoffbilanz nicht beeinflussen. Intravenöse Anaesthetika, die zu Änderungen des Blutdruckes und/oder zu einer Tachycardie führen, wie Propanidid, Methohexital, Thiopental, Ketamin und Althesin, sind nicht zu empfehlen.

KNOEBEL (13o) beobachtete, daß die Koronardurchblutung bei Patienten mit atherosklerotischen Verschlüssen großer Koronaräste nach einer atropin-induzierten Tachycardie nicht in dem Maße zunahm wie bei gesunden Patienten. In diesem Falle scheint ein Frequenzanstieg besonders die subendocardiale Durchblutung zu beeinträchtigen (166), die durch eine begleitende Erhöhung des enddiastolischen Ventrikeldruckes (Propanidid, Barbiturate, Ketamin) noch zusätzlich gedrosselt wird und somit zu einer Ischämie besonders der tiefen Myokardschichten führen kann (127). Zurückhaltung scheint bei Ketamin geboten, das beim nicht narkotisierten Patienten außerdem noch eine Hypertension hervorruft. Ist für eine Narkose eine Intubation vorgesehen, so sind Propanidid, Ketamin und besonders Althesin (18o) und Etomidate (25, 26) als Mononarkose zur Einleitung nicht geeignet, da es bei diesen Patienten über eine Aktivierung sympathischer Reflexe zu erheblichen Pulsfrequenz- und Blutdruckanstiegen kommt (179, 234). Auf der anderen Seite ist darauf zu achten, daß der koronarwirksame Perfusionsdruck als Folge einer Störung peripherer Regulationsmechanismen im Sinne einer Vasodilatation und/oder myokarddepressiven Wirkung (Propanidid, Barbiturate, Ketamin und Althesin) nicht abfällt und damit das Sauerstoffangebot begrenzt. Zur augenblicklichen Therapie kritischer Blutdruckabfälle sollten bei diesen Patienten kreislaufstimulierende Medikamente, die den peripheren Gesamtwiderstand normalisieren, über eine Tonisierung der kapazitiven Gefäße den venösen Rückfluß fördern, sich durch eine positiv inotrope Wirkung auszeichnen und keine Tachycardie induzieren (231), angewendet werden. Nach den obigen Ausführungen gelten darüber hinaus intravenöse Anaesthetika, die die $AVDO_2$ des Herzens erhöhen (Barbiturate und Ketamin) als nicht geeignet, da die Verminderung einer noch vorhandenen Koronarreserve eine weitere Erhöhung der Sauerstoffextraktion erfordert, um den myokardialen Sauerstoffmehrbedarf zu decken. Die koronardilatatorische Wirkung von Propanidid ist bei diesen Patienten wegen eines möglichen "coronary steal"-Effekts kein Vorteil.Die Koronardilatation führt zu einem Anstieg der Koronardurchblutung nur in den gesunden Gefäßabschnitten, während die Durchblutung stenosierter Gefäße weiter vermindert wird (19o, 197). Die Voraussetzung für das Auslösen eines "coronary steal" Phänomens, nämlich Tachycardie, Abfall des Perfusionsdruckes und der schnelle Eintritt der Koronardilatation, ist gerade bei Propanidid gegeben.

Dagegen bieten sich die Opiate, wie das von uns untersuchte Piritramid zur Anaesthesie des Koronarkranken an. Piritramid führt zu keinem

Frequenzanstieg, wirkt nicht negativ inotrop und hat keinen Einfluß auf den myokardialen Sauerstoffverbrauch. Da die hypnotische Wirkung von Piritramid nur wenig ausgeprägt ist, empfehlen unsere hämodynamischen Untersuchungen eine Kombination von Piritramid mit dem kreislaufindifferenten Hypnotikum Etomidate als geeignetes Narkoseverfahren zur Einleitung der Narkose bei Patienten mit Koronarsklerose.

2. Narkoseeinleitung bei Hypertonie

PRYS-ROBERTS und Mitarbeiter (178, 179, 18o) untersuchten das Kreislaufverhalten hypertensiver Patienten während der Narkoseeinleitung mit Thiopental, Methohexital, Propanidid, Diazepam, Althesin und der Neuroleptanalgesie (NLA), sowie während der anschließenden Laryngoskopie und endotrachealen Intubation. Unter dem Einfluß der Injektionsanaesthetika fiel der systolische Blutdruck initial meist erheblich ab und stieg nach der Intubation - begleitet von einer Tachycardie - weit über den präanaesthetischen Ruhewert an. Lediglich unter der NLA waren die Druckschwankungen weniger ausgeprägt. Offenbar reagiert der Hypertoniker empfindlicher sowohl auf negativ inotrope Einflüsse als auch auf sympathische Reize als der normotensive Patient. Beide Extreme, Hypo- und Hypertension, sind während der Einleitungsphase für den Hochdruckkranken aber besonders ungünstig. Eine akute Myokarddepression kann einerseits zu einem Abfall des koronaren Perfusionsdruckes und andererseits durch die Zunahme des enddiastolischen Ventrikeldruckes zu einer Erhöhung der myokardialen Komponente des Koronarwiderstandes (17, 145) führen und somit den für die Durchblutung des Gewebes entscheidenden Druckgradienten verringern. Die Folge kann - besonders bei eingeschränkter Koronarreserve - eine Mangeldurchblutung sein. Auch eine frequenz- und druckbedingte Steigerung des myokardialen Energiebedarfs nach Ketamin oder nach einer Intubation kann eine adäquate Sauerstoffversorgung in Frage stellen, da bei Hypertonie der myokardiale Energiebedarf ohnehin schon erhöht ist (192, 219). Die Therapie eines Hochdrucks sollte aus diesen Gründen vor der Narkose nicht unterbrochen werden. Eine vorsichtige prophylaktische Blockade der beta-adrenergen Rezeptoren verhindert eine Blutdruckkrise während der endotrachealen Intubation. Dieses therapeutische Vorgehen ist besonders beim Phäochromozytom und der Aortenisthmusstenose angezeigt (178). Negativ inotrop wirkende (Propanidid, Barbiturate, Althesin, Ketamin) und blutdrucksteigernde Anaesthetika (Ketamin) aber auch reine Hypnotika (Etomidate) sind für Mononarkosen beim Hypertoniker zu vermeiden. In Übereinstimmung mit PRYS-ROBERTS et al. (18o) würden wir der Neuroleptanalgesie oder einer modifizierten NLA (Fentanyl in Kombination mit Etomidate) den Vorzug geben.

3. Narkoseeinleitung bei Herzinsuffizienz

Das insuffiziente Herz kann nur verlangsamt einen intraventrikulären Druck aufbauen. Der Energiebedarf für die Haltebetätigung während der Auswurfphase ist daher relativ groß. Der vermehrte myokardiale Sauerstoffverbrauch beruht auf der erhöhten Wandspannung des dilatatierten linken Ventrikels. Eine weitere Beeinträchtigung der Spannungsentwicklung durch negativ inotrop wirkende Einleitungsanaesthetika ist unerwünscht und kann ein akutes Herzversagen zur Folge haben. Besonders nach Propanidid und Barbituraten kann es zu einer weiteren Zunahme des bereits vorher erhöhten linksventrikulären enddiastolischen Druckes und über die begleitende Tachycardie zu einer weiteren Erhöhung des myokardialen Energiebedarfs kommen. Andererseits kann ein Abfall des koronarwirksamen Perfusionsdruckes und eine Zunahme der myokardialen Komponente des Koronarwiderstandes, dem eine besondere pathologische Bedeutung zukommt, das Sauerstoffangebot reduzieren.

4. Narkoseeinleitung bei Herzklappenerkrankungen

Bei einer Aortenklappenstenose ist die Koronarreserve bereits unter Ruhebedingungen weitgehend ausgeschöpft, da einerseits der erhöhte Ventrikeldruck den Sauerstoffverbrauch des Herzens erhöht, andererseits aber die Klappenstenose den koronarwirksamen Perfusionsdruck erniedrigt (1o1). Jede Steigerung des myokardialen Energiebedarfs muß daher zu einem kritischen Mißverhältnis zwischen Sauerstoffbedarf und -angebot führen. Eine Tachycardie oder eine Zunahme des intraventrikulären Druckes einerseits und ein Abfall des diastolischen Aortendruckes andererseits müssen bei der Narkoseeinleitung vermieden werden.
Bei einer Aorteninsuffizienz gelten ähnliche Überlegungen wie bei der Aortenstenose. Der linke Ventrikel leistet neben einer vermehrten Druckarbeit jedoch noch zusätzlich vermehrte Volumenarbeit. Als Folge der großen Druckamplitude ist der koronare Perfusionsdruck besonders niedrig. Da diese Herzen schnell dekompensieren, können negativ inotrope Einflüsse der intravenösen Anaesthetika zu einem akuten Herzversagen führen.
Bei einer Mitralstenose ist die Füllung des linken Ventrikels behindert. Daher ist ein Herzfrequenzanstieg, der zu einer Verkürzung der diastolischen Füllungszeit führt, besonders gefährlich (189). Jede Tachycardie während der Narkose durch die Anaesthetika oder mangelnde Analgesie ist daher zu vermeiden. Da der linke Ventrikel atrophisch ist und besonders empfindlich auf negativ inotrope Einflüsse reagiert, können kontraktilitätsmindernde Anaesthetika bei unvorsichtiger Dosierung zu einem Herzversagen führen. Die von uns untersuchten Anaesthetika Barbiturate, Ketamin, Althesin und Propanidid sind aufgrund ihrer Kreislaufwirkungen zur Narkoseeinleitung bei Herzklappenerkrankungen weniger geeignet. Als Anaesthetika der Wahl bieten sich die Opiate - eventuell in Kombination mit Etomidate - an.

5. Narkoseeinleitung im Schock

Im Schocksyndrom nimmt die gestörte Herzfunktion trotz des multifaktoriellen Geschehens eine zentrale Stellung ein. Bereits CROWELL (4o) und GUYTON (95) vermuteten in der Frühphase des Schocks eine latente Herzinsuffizienz und führten die Entstehung des irreversiblen Schocks auf eine Myokarddepression zurück, die wahrscheinlich auf einer unzureichenden Sauerstoffversorgung des Herzens beruht. Die Sauerstofftransportkapazität im Schock ist trotz maximaler Koronardilatation (81) vermindert und kann den Energiebedarf des Herzens nicht vollständig decken.
Die Einleitung einer Narkose im Schocksyndrom sollte erst dann erfolgen, wenn eine Kreislaufstabilisierung wieder hergestellt ist. In der Klinik ist die Indikation für operative Eingriffe zur Beseitigung der schockauslösenden Ursache häufig aber so dringlich, daß eine Narkose nicht aufgeschoben werden kann. Anaesthetika, die den Energiebedarf des Herzens steigern oder den koronarwirksamen Perfusionsdruck vermindern, verschlechtern die Energiebilanz des Herzens im Schock erheblich. Indiziert sind dagegen Pharmaka, die die Inotropie nicht beeinträchtigen und die Herzfunktion, z.B. durch Senkung der Herzfrequenz, ökonomisieren (24). Von den von uns geprüften Anaesthetika scheiden daher Propanidid, Thiopental, Methohexital, Ketamin, Althesin für eine Einleitung einer Narkose im Schocksyndrom aus. Da Barbiturate und Ketamin zu einer Vergrößerung der $AVDO_2$ des Herzens führen, kann sich die Energieversorgung des Myokards im Schock noch zusätzlich verschlechtern. Wegen der weitgehend erschöpften Koronarreserve kommt ein koronardilatatierender Effekt (Propanidid) nicht zum Tragen. Unsere Untersuchungen empfehlen auch hier wieder Opiate wie das Piritramid. Die Dosis dieses kreislaufindifferenten Medikamentes muß aber wesentlich reduziert werden, da Piritramid zu einer Abnahme des peripheren Gesamtwiderstandes führt und den Systemdruck weiter senken kann. Gefäßdilatatierend wirkende Substanzen sollten im Schock erst nach einer ausreichenden Volumensubstitution gegeben werden. Trotz eines

günstigen hämodynamischen Wirkungsspektrums, ist Etomidate als reines Hypnotikum wegen der fehlenden analgetischen Eigenschaften nur begrenzt indiziert.

Die vorliegende tierexperimentelle Untersuchung sollte die geprüften Anaesthetika hinsichtlich ihrer Kreislaufwirkungen nicht klassifizieren, sondern dem klinisch tätigen Anaesthesisten die Indikationsstellung für die einzelnen Einleitungsanaesthetika erleichtern. Das gesunde Herz kann die hämodynamische Belastung und die Beeinträchtigung der Herzinotropie während der Narkoseeinleitung tolerieren. Bei pathologischen Kreislaufverhältnissen - von denen im Rahmen dieser Arbeit nur einige Beispiele diskutiert wurden - sind die Wirkungen auf die Hämodynamik jedoch besonders zu berücksichtigen. In der Hand des erfahrenen Anaesthesisten kann die Narkose kreislaufgefährdeter Patienten bei vorsichtiger Dosierung, langsamer Injektionsgeschwindigkeit und guter Oxygenierung auch mit Barbituraten, Propanidid, Althesin und Ketamin eingeleitet werden. Aufgrund unserer Untersuchungen sind aber Etomidate und Piritramid sicherer. Beide Anaesthetika sind jedoch in der Klinik für Mononarkosen nur begrenzt verwendbar, da dem Etomidate die analgetische und dem Piritramid die narkotische Wirkung fehlt. Es wäre daher denkbar, daß sich deren pharmakologischen Eigenschaften sinnvoll in einer Kombinationsnarkose ergänzen, die sich besonders für Risikopatienten zu eignen scheint.

V. Abbildungen und Tabellen

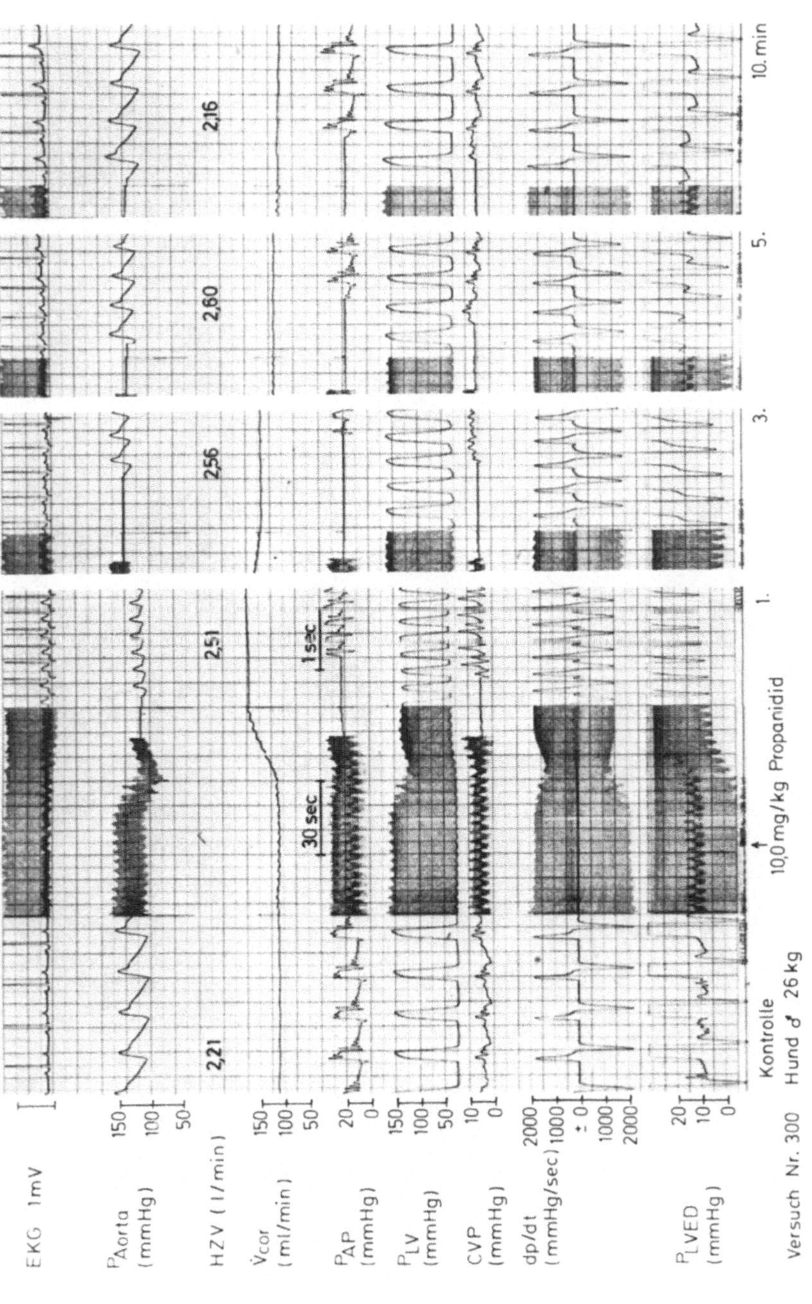

Abb. 1. Originalregistrierung der Wirkung von 10,0 mg/kg Propanidid auf den Systemkreislauf und die Myokarddurchblutung des narkotisierten Hundes (Kontrolle). Registrierung von oben nach unten: EKG, Aortendruck (P_{Aorta}), Koronarfluß ($\dot{V}_{cor}$), Druck in der Arteria pulmonalis (P_{AP}), Druck im linken Ventrikel (P_{LV}), zentralvenöser Druck (CVP), erste Ableitung der linksventrikulären Druckkurve (dp/dt) und enddiastolischer Druck im linken Ventrikel (P_{LVED}). Die Herzzeitvolumina wurden nachträglich in die Originalregistrierung eingezeichnet

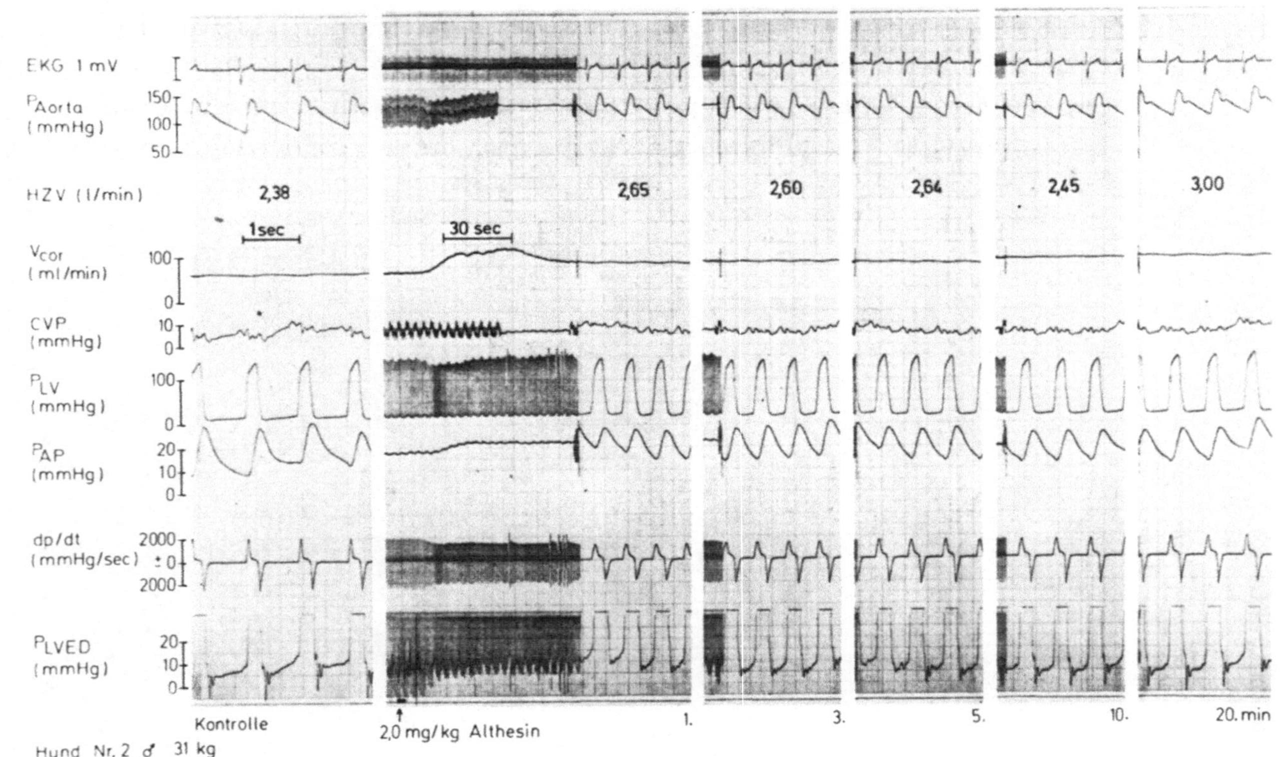

Abb. 2. Wirkung von 2,0 mg/kg Althesin auf das kardiovaskuläre System. Bezeichnungen identisch mit Abb. 1

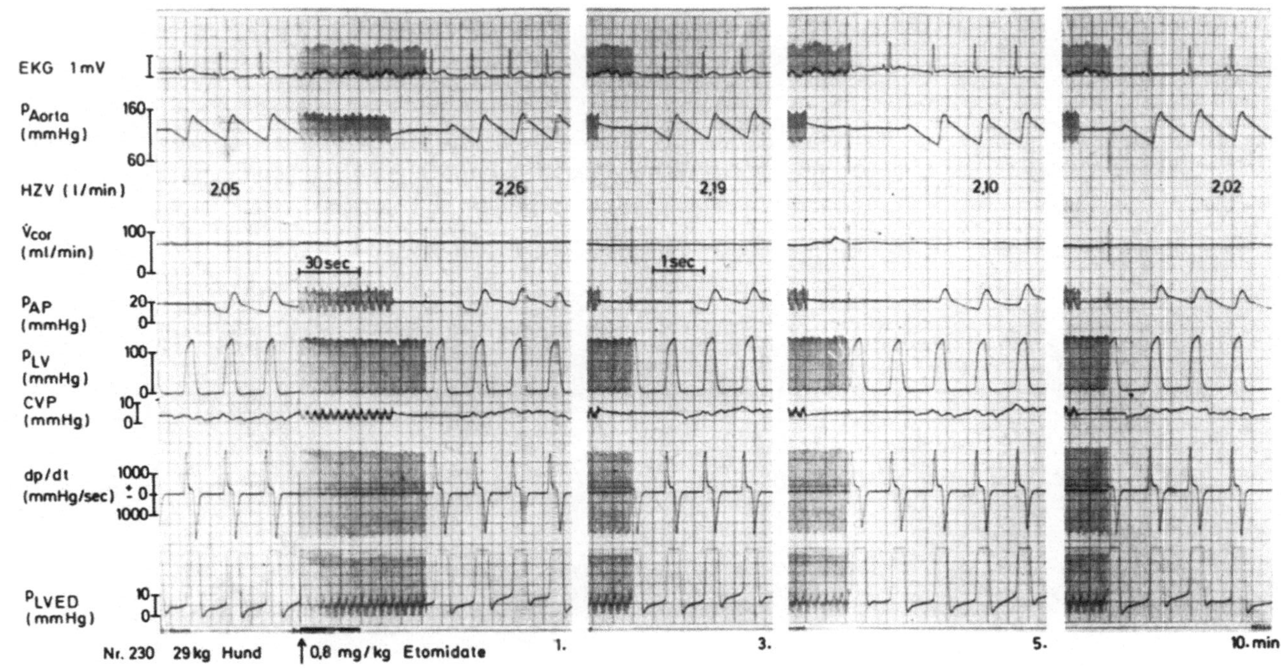

Abb. 3. Kreislaufverhalten nach 0,8 mg/kg Etomidate. Bezeichnungen identisch mit Abb. 1

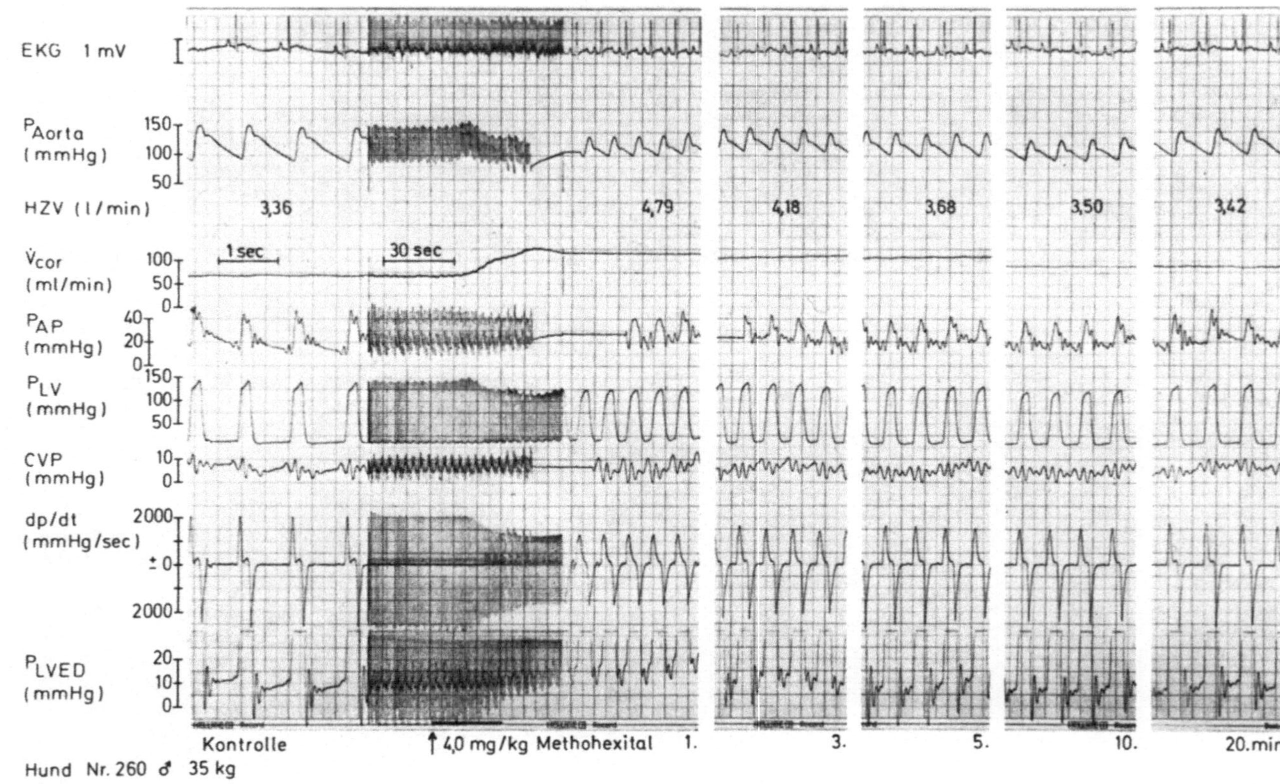

Abb. 4. Kreislaufänderungen nach einer intravenösen Injektion von 4,0 mg/kg Methohexital. Bezeichnungen identisch mit Abb. 1

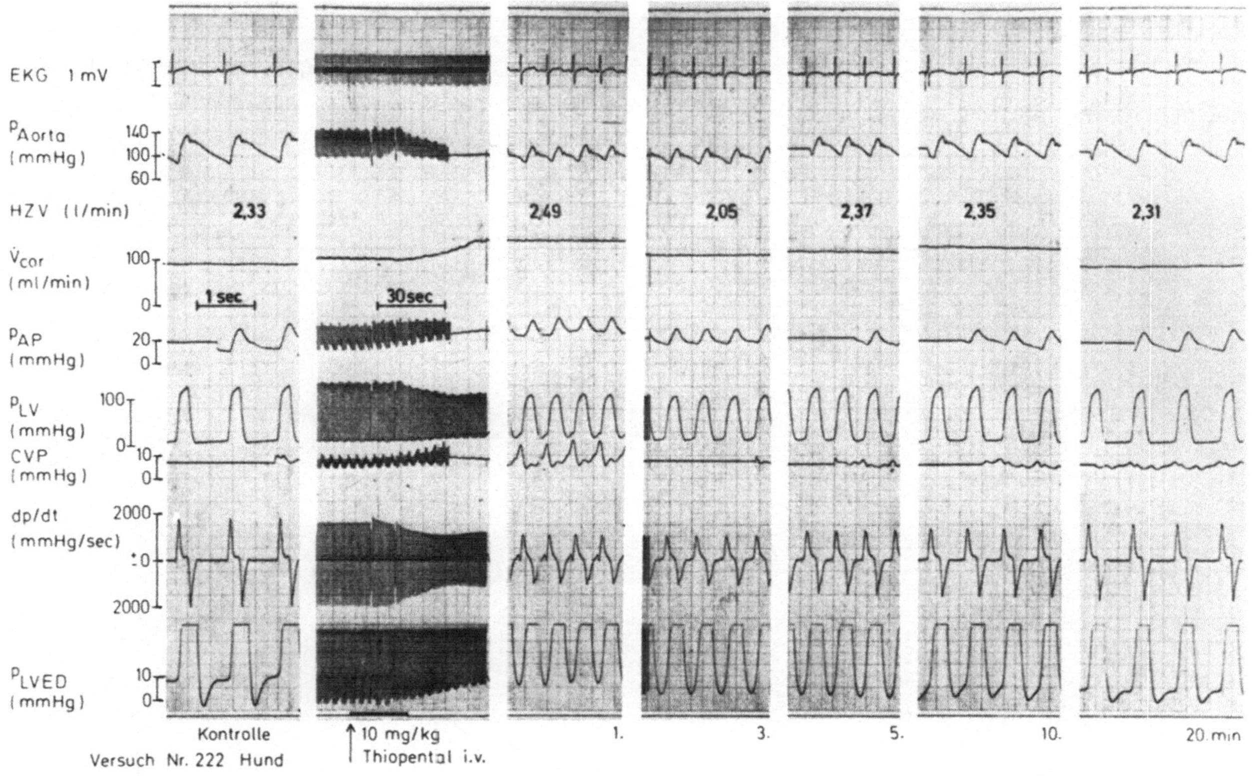

Abb. 5. Kreislaufänderungen nach 10,0 mg/kg Thiopental. Bezeichnungen siehe Legende zu Abb. 1

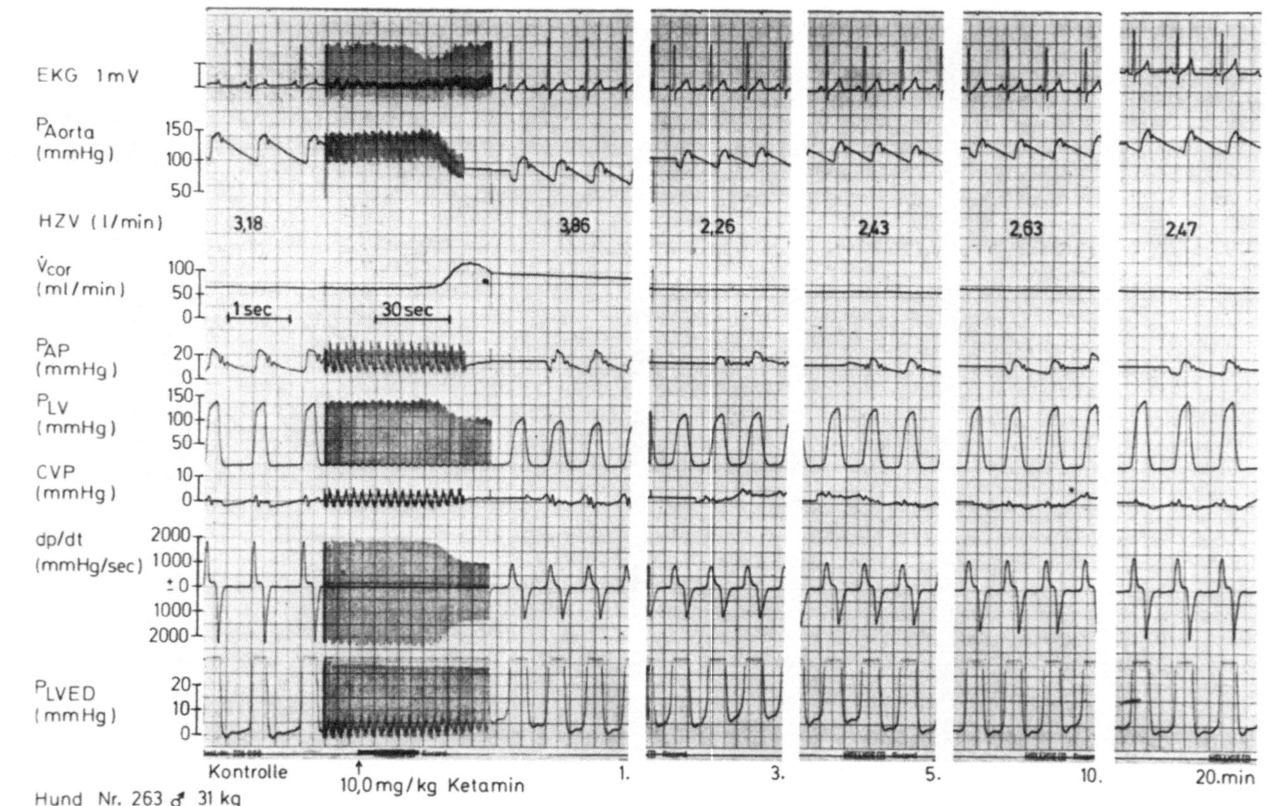

Abb. 6. Die Wirkung von 10,0 mg/kg Ketamin auf das kardiovaskuläre System. Bezeichnungen siehe Legende zu Abb. 1

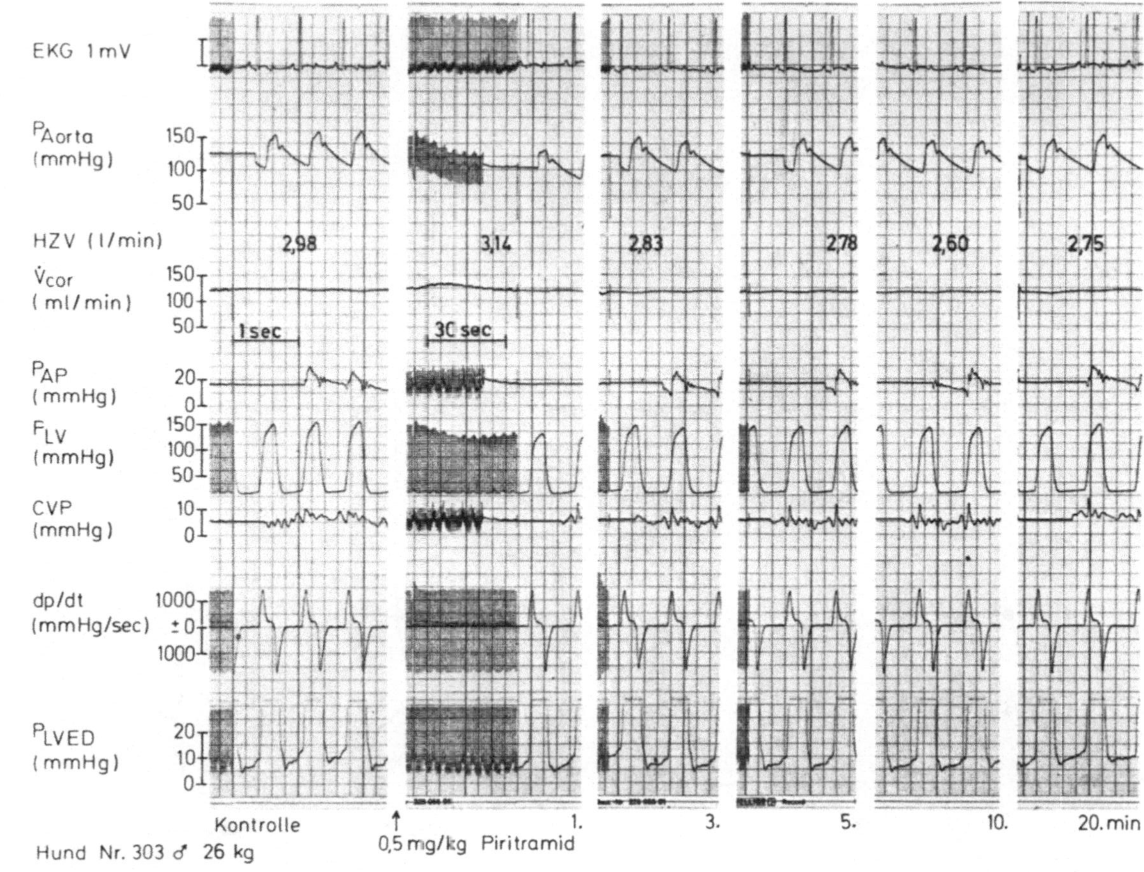

Abb. 7. Kreislaufverhalten nach 0,5 mg/kg Piritramid. Bezeichnungen siehe Legende zu Abb. 1

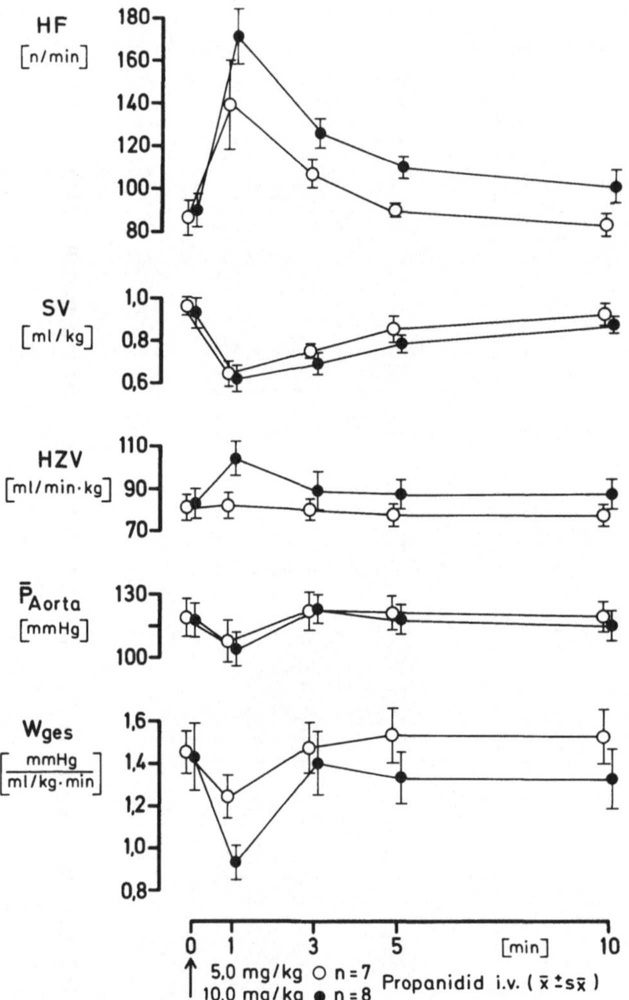

Abb. 8.

Der Einfluß von 5,o und 1o,o mg/kg Propanidid auf die Herzfrequenz (HF), das Schlagvolumen (SV), das Herzzeitvolumen (HZV), den mittleren Aortendruck ($\bar{P}_{Aorta}$) und den peripheren Gesamtwiderstand ($W_{ges.}$)

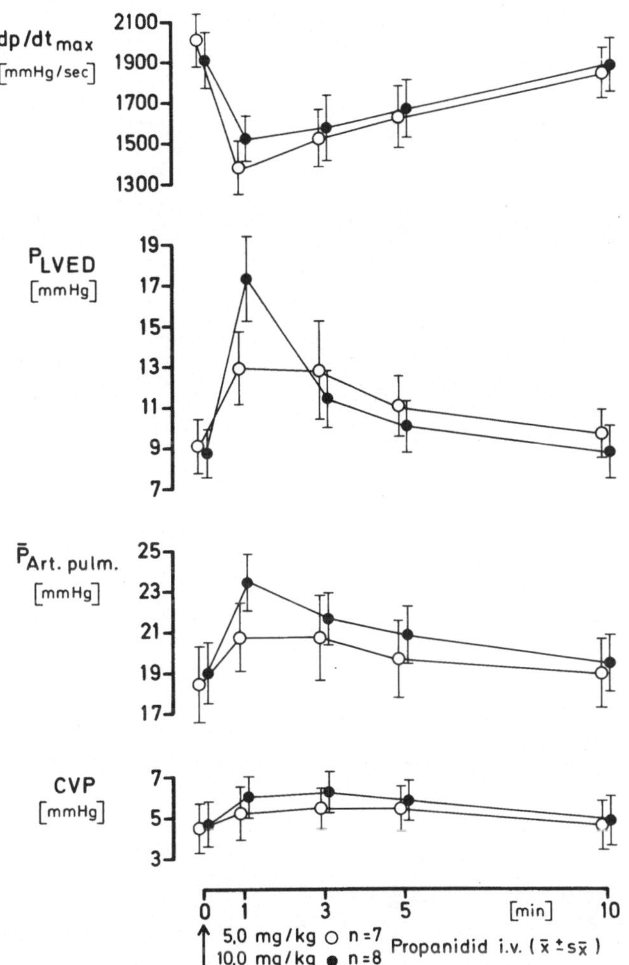

Abb. 9.

Die akute Wirkung von 5,o und 1o,o mg/kg Propanidid auf die maximale Druckanstiegsgeschwindigkeit im linken Ventrikel (dp/dt max), den linksventrikulären enddiastolischen Druck (P_{LVED}), den Mitteldruck in der Arteria pulmonalis ($\bar{P}_{Art.pulm.}$) und den zentralvenösen Druck (CVP)

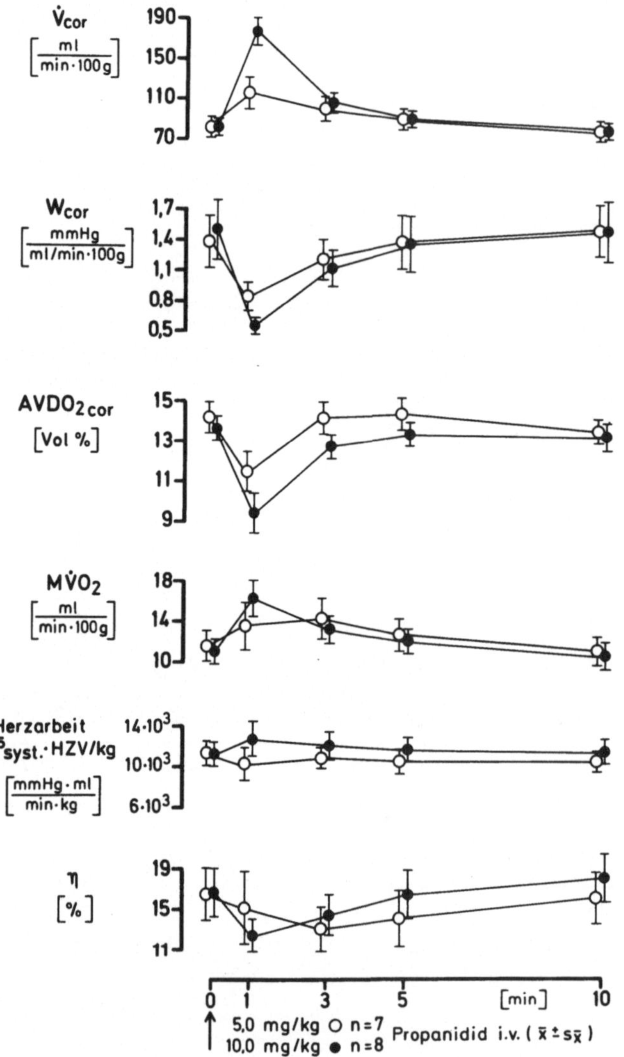

Abb. 1o.

Die Wirkung von 5,o und 1o,o mg/kg Propanidid auf die Koronardurchblutung ($\dot{V}_{cor}$), den Koronarwiderstand (W_{cor}), die arterio-koronarvenöse Sauerstoffdifferenz ($AVDO_{2\ cor}$), den myokardialen Sauerstoffverbrauch ($M\dot{V}O_2$), die äußere Herzarbeit ($\bar{P}_{syst} \cdot HZV/kg$) und den Wirkungsgrad der Herzarbeit (η)

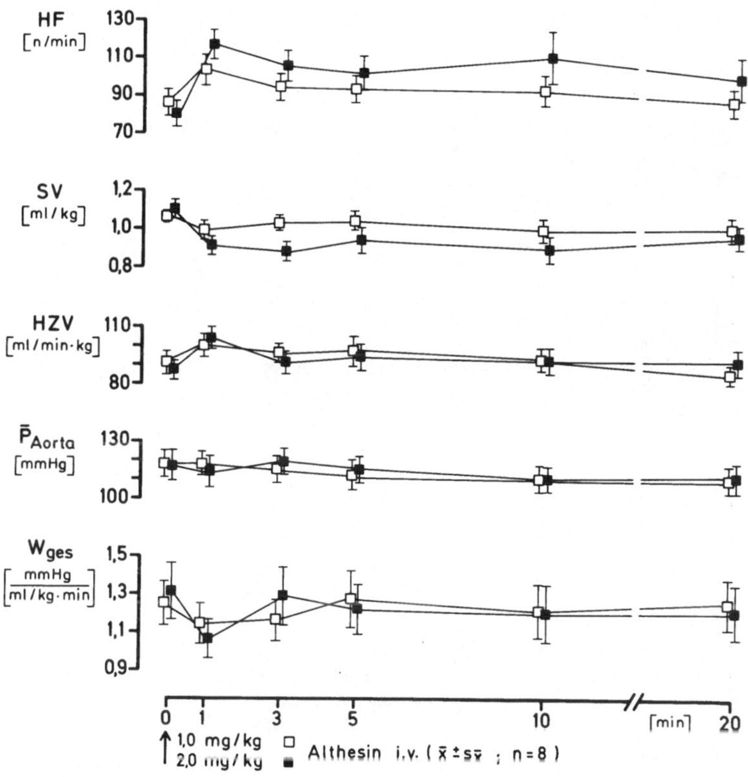

Abb. 11.

Einfluß von 1,o und 2,o mg/kg Althesin auf HF, SV, HZV, $\bar{P}_{Aorta}$ und W_{ges}. Bezeichnungen siehe Legende zu Abb. 8

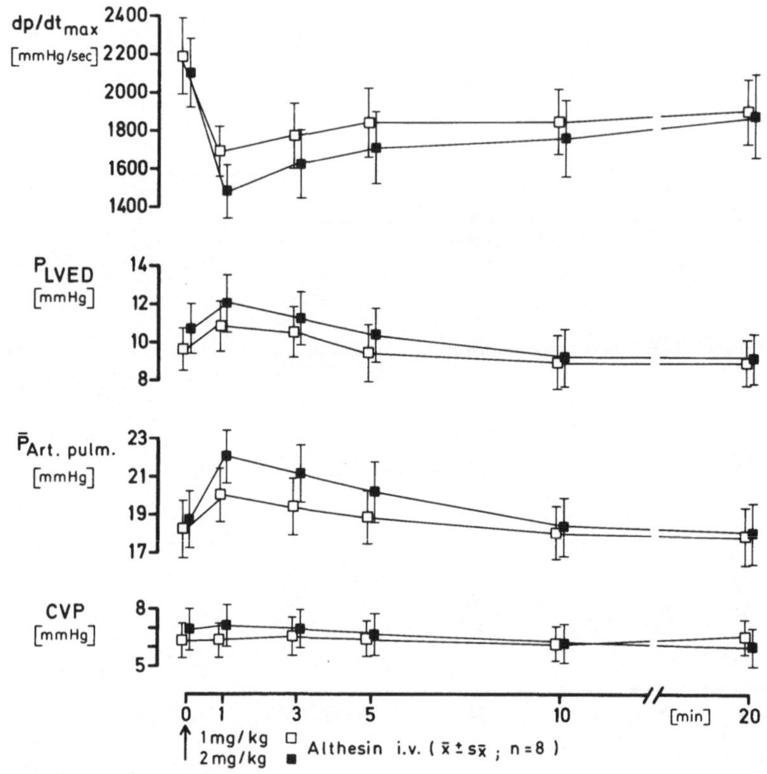

Abb. 12.

Einfluß von 1,o und 2,o mg/kg Althesin auf dp/dt max, P_{LVED}, $\bar{P}_{Art.pulm.}$ und CVP. Siehe Legende zu Abb. 9

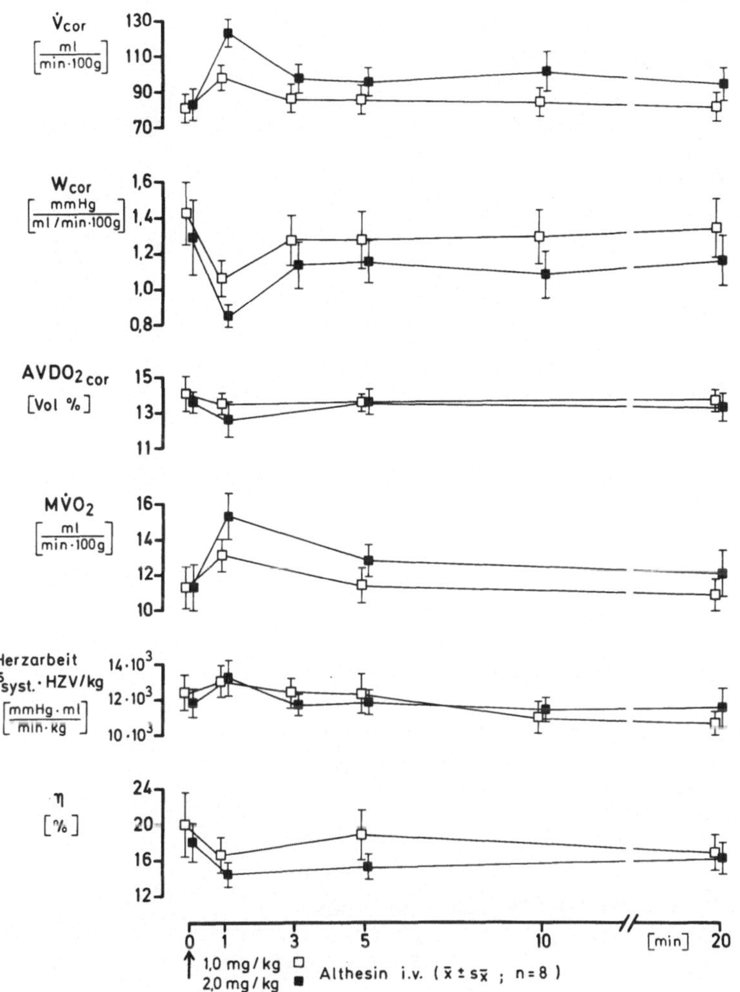

Abb. 13.

Einfluß von 1,o und 2,o mg/kg Althesin auf $\dot{V}_{cor}$, W_{cor}, $AVDO_{2\ cor}$, $M\dot{V}O_2$, Herzarbeit und η . Siehe Text zu Abb. 1o

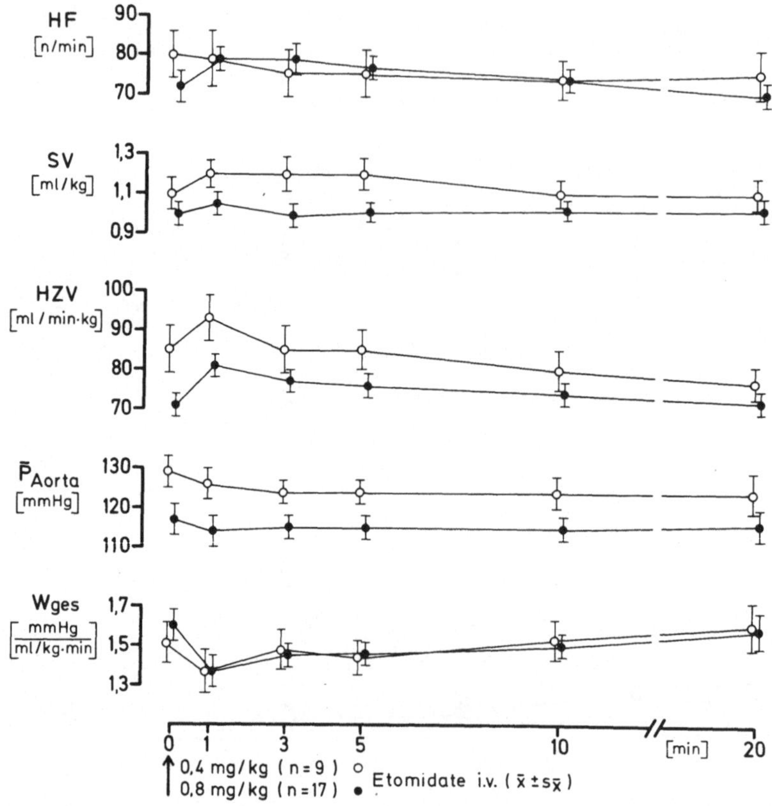

Abb. 14.

g von o,4 und o,8 mg/kg Etomidate auf das
uläre System. Siehe Text zu Abb. 8

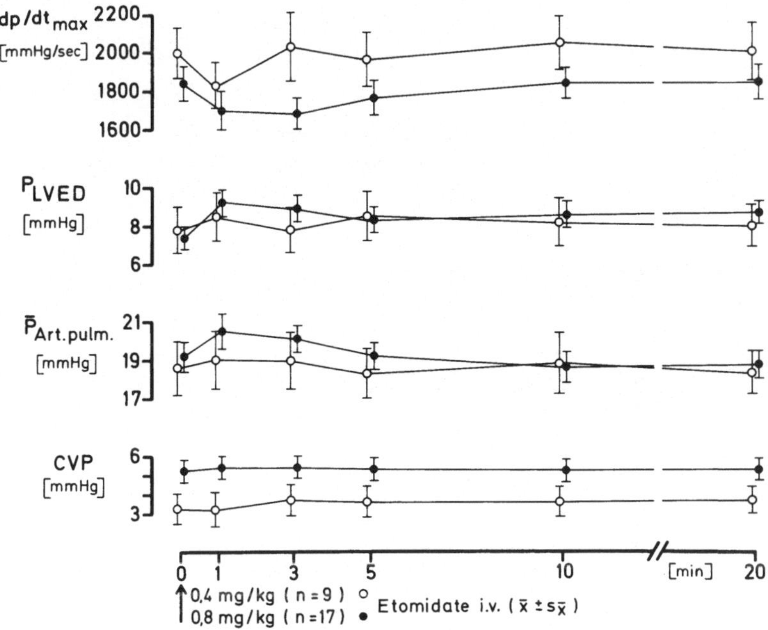

Abb. 15.

Die Wirkung von o,4 und o,8 mg/kg Etomidate auf dp/dt max, P_{LVED}, $\bar{P}_{Art.pulm.}$ und CVP. Siehe Legende zu Abb. 9

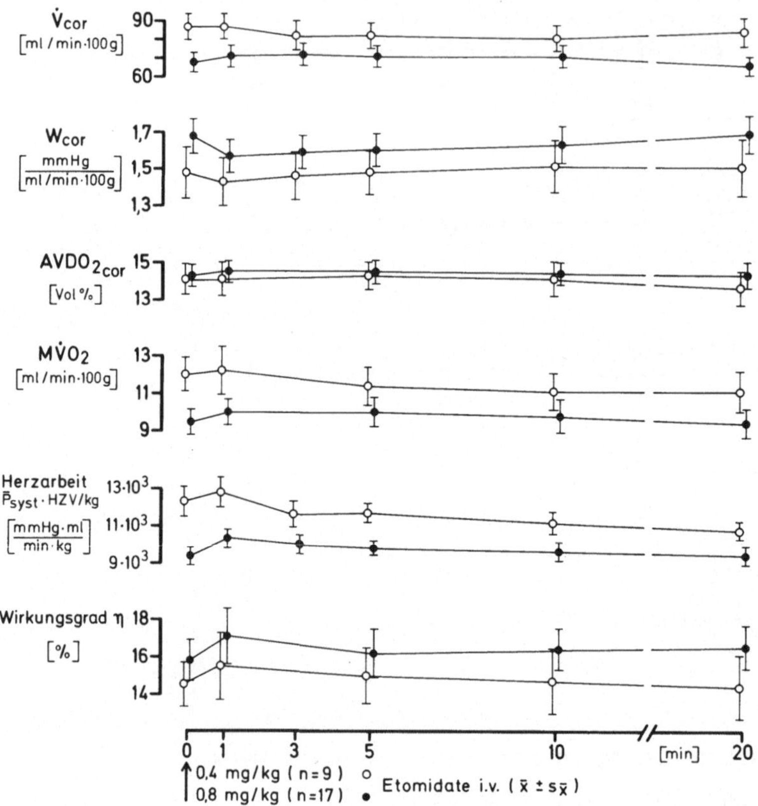

Abb. 16.

Die Wirkung von o,4 und o,8 mg/kg Etomidate auf die Koronardurchblutung und den myokardialen Sauerstoffverbrauch.

Siehe Legende zu Abb. 1o

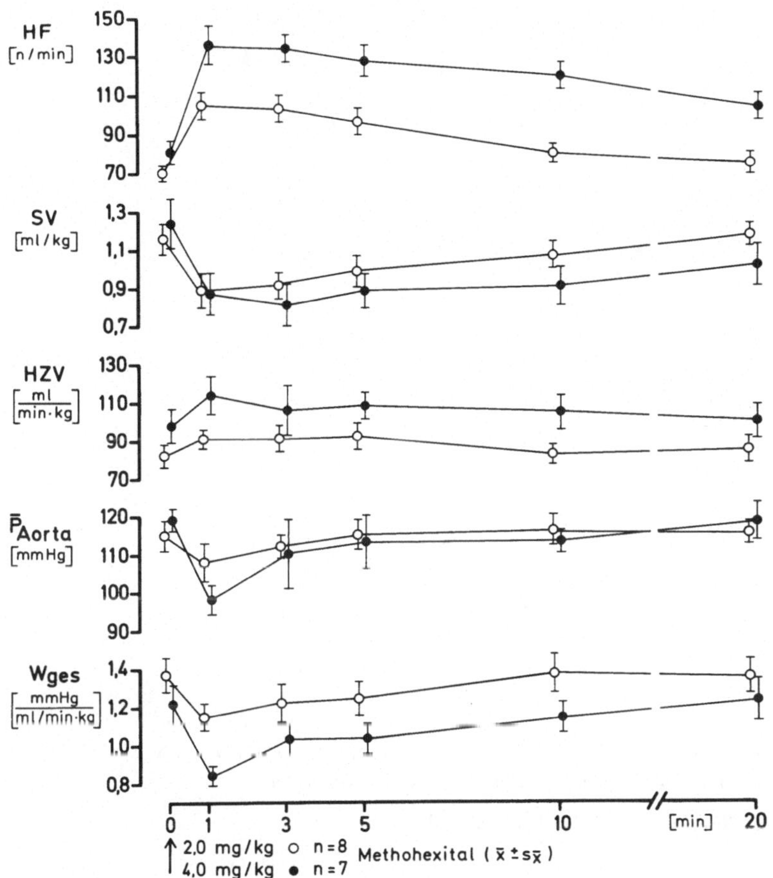

Abb. 17.

Der Einfluß von 2,o und 4,o mg/kg Methohexital auf die Hämodynamik des Hundes. Bezeichnungen siehe Legende zu Abb. 8

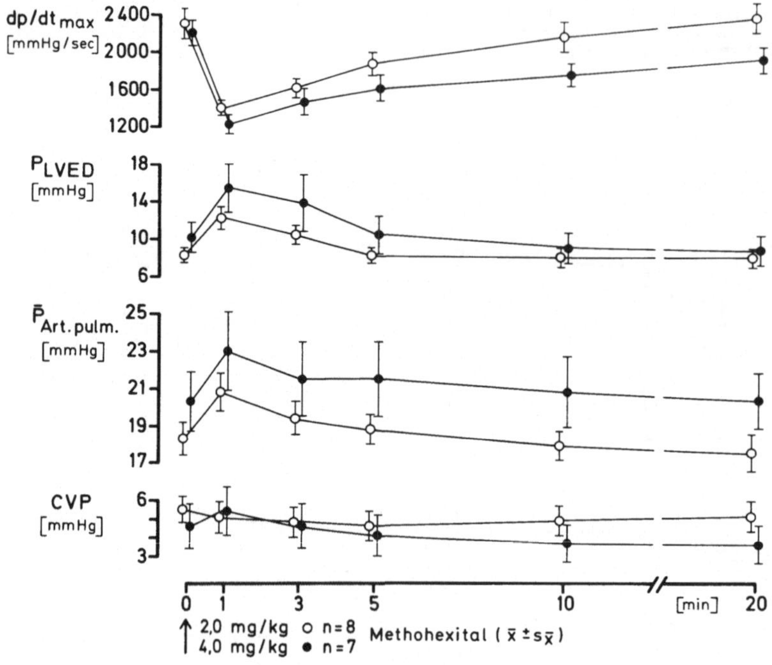

Abb. 18.

Der Einfluß von 2,o und 4,o mg/kg Methohexital auf das kardiovaskuläre System. Siehe Legende zu Abb. 9

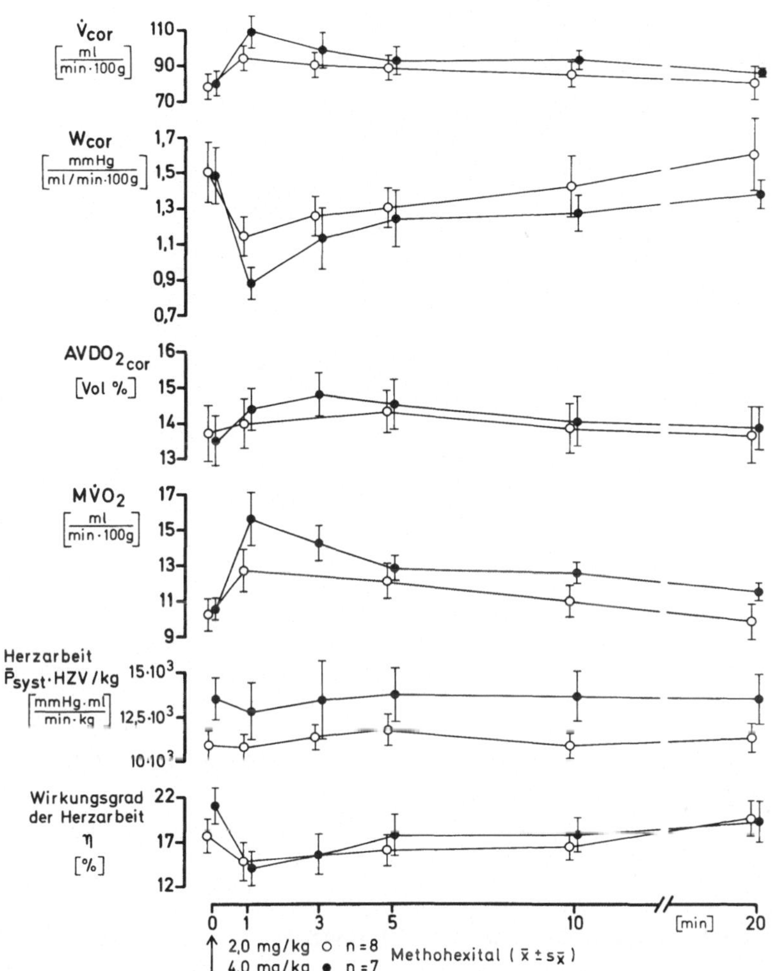

Abb. 19.

Der Einfluß von 2,o und 4,o mg/kg Methohexital auf die Koronardurchblutung und den Sauerstoffverbrauch des Herzens. Bezeichnungen siehe Legende zu Abb. 1o

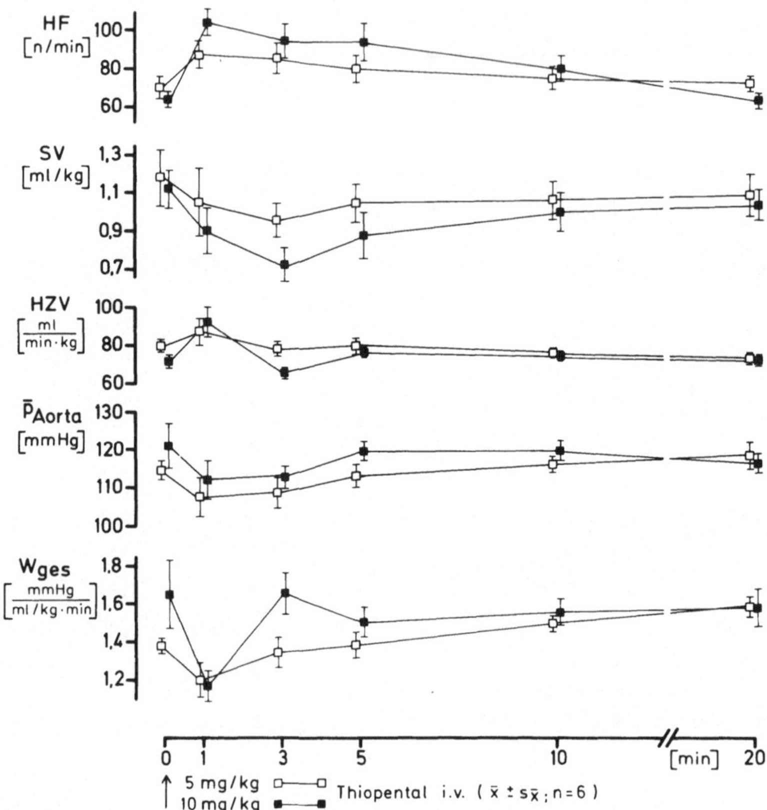

Abb. 2o.

Kreislaufverhalten nach 5,o und lo,o mg/kg Thiopental. Bezeichnungen siehe Legende zu Abb. 8

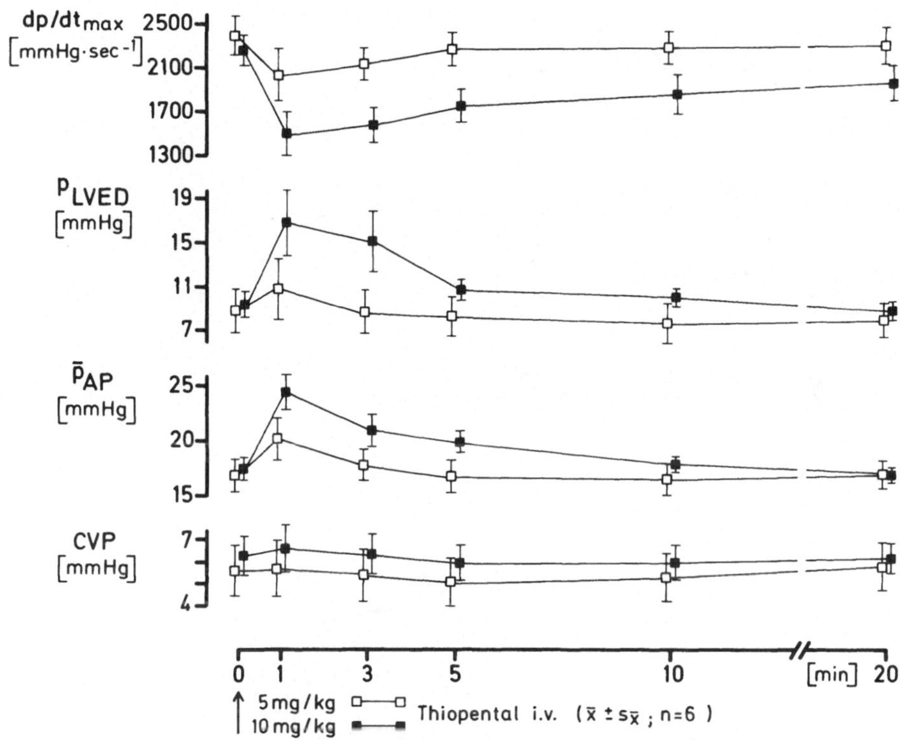

Abb. 21.

Einfluß von 5,o und 1o,o mg/kg Thiopental auf das kardiovaskuläre System. Bezeichnungen siehe Legende zu Abb. 9

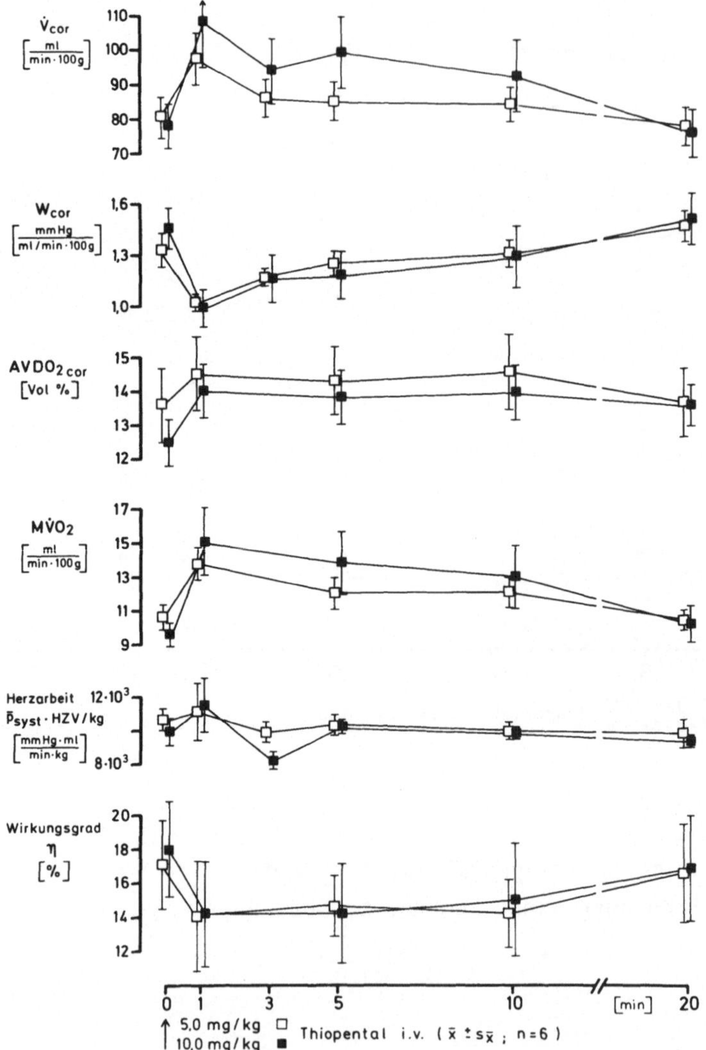

Abb. 22.

Einfluß von 5,o und 1o,o mg/kg Thiopental auf die Koronardurchblutung und den myokardialen Sauerstoffverbrauch.

Siehe Legende zu Abb. 1o

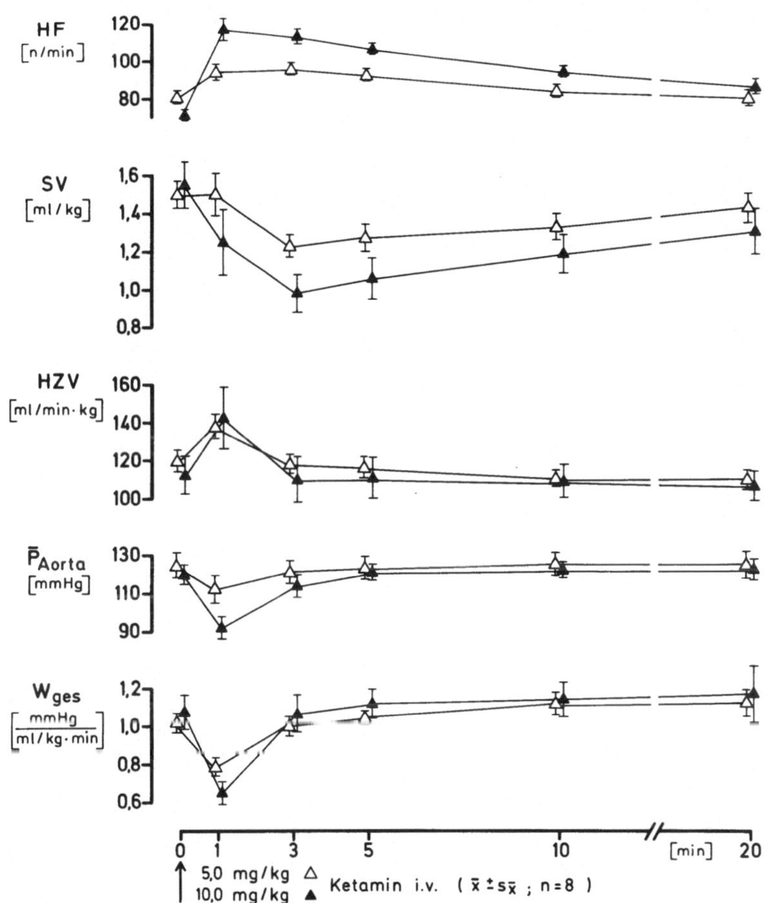

Abb. 23.

Der Effekt von 5,o und 1o,o mg/kg Ketamin auf die Hämodynamik. Bezeichnungen siehe Legende zu Abb. 8

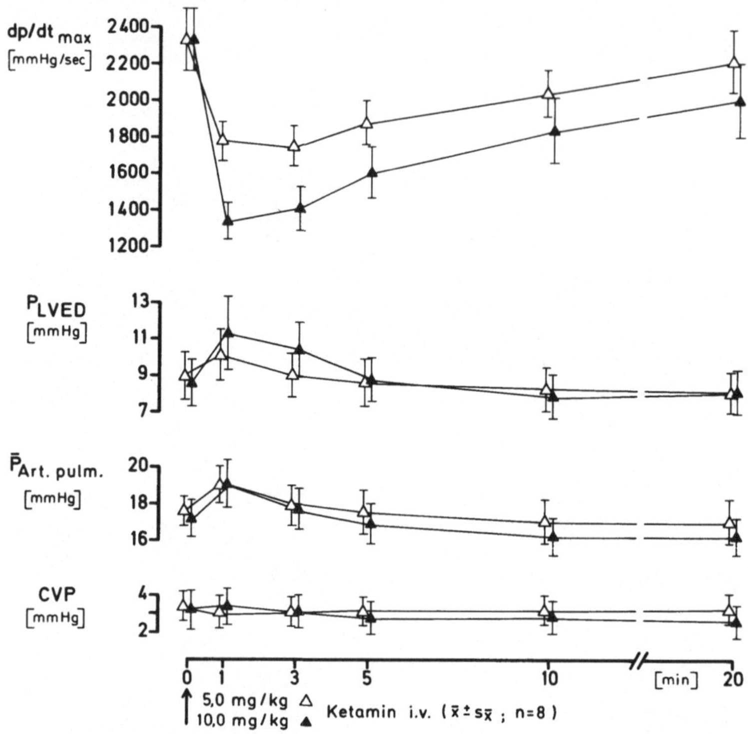

Abb. 24.

Das Verhalten des kardiovaskulären Systems nach 5,o und 1o,o mg/kg Ketamin. Siehe Text zu Abb. 9

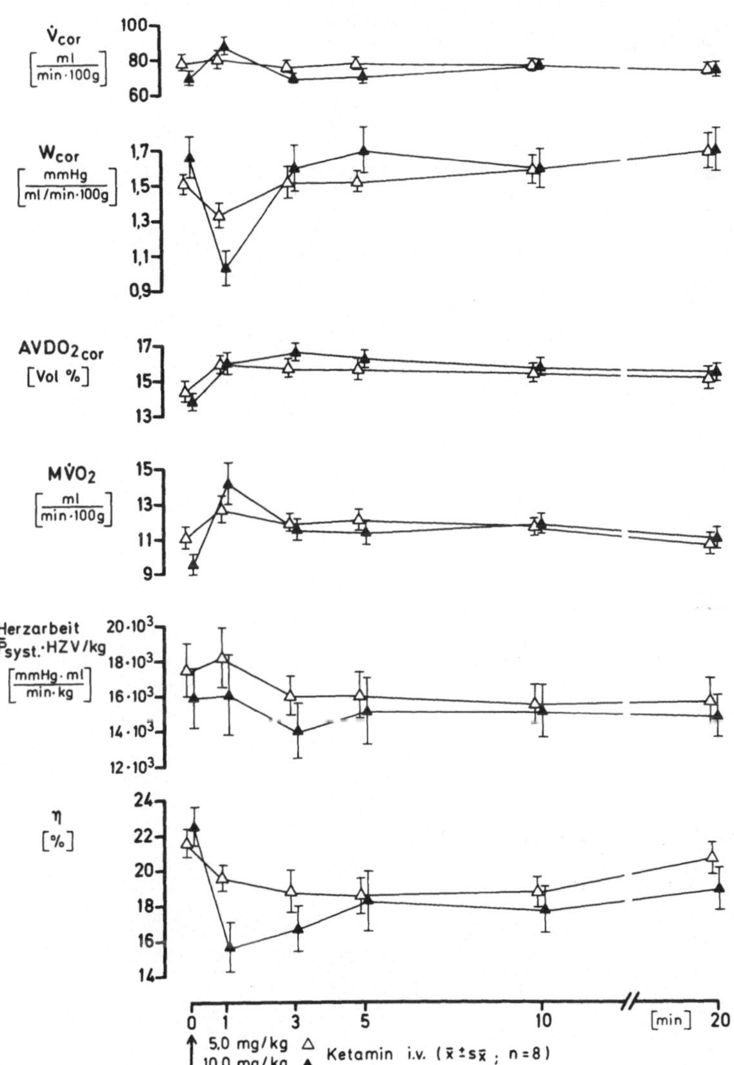

Abb. 25.

Die akuten Koronarwirkungen nach 5,o und 1o,o mg/kg Ketamin.

Bezeichnungen identisch mit Abb. 1o

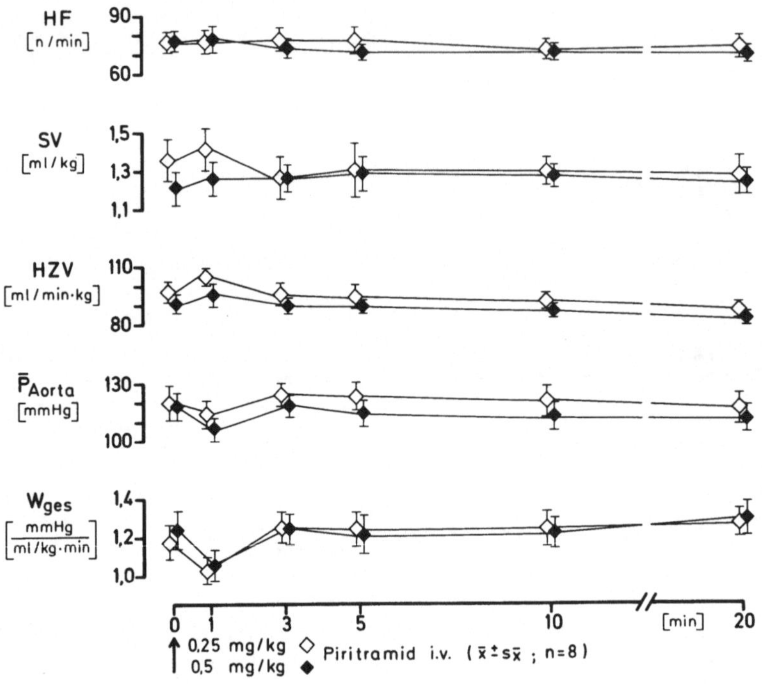

Abb. 26.

Der Einfluß von o,25 und o,5 mg/kg Piritramid auf die Hämodynamik. Siehe Text zu Abb. 8

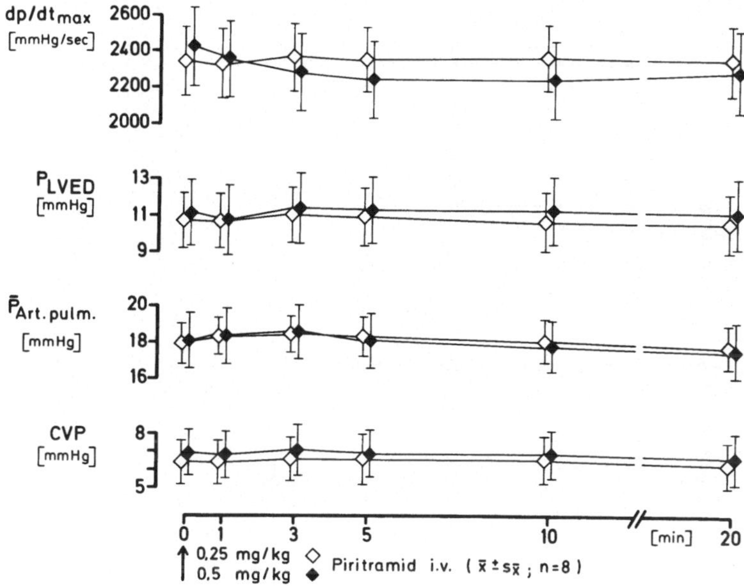

Abb. 27.

Der Einfluß von o,25 und o,5 mg/kg Piritramid auf das kardiovaskuläre System. Siehe Legende zu Abb. 9

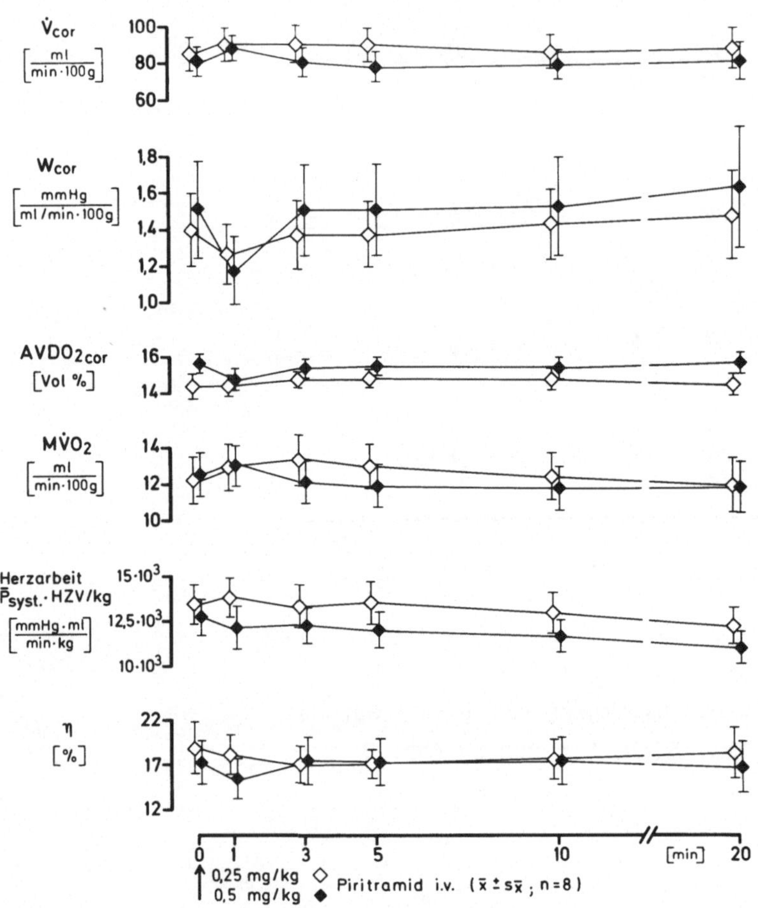

Abb. 28.

Die Wirkungen von o,25 und o,5 mg/kg Piritramid auf die Sauerstoffversorgung des Herzens. Bezeichnungen identisch mit Abb. 1o

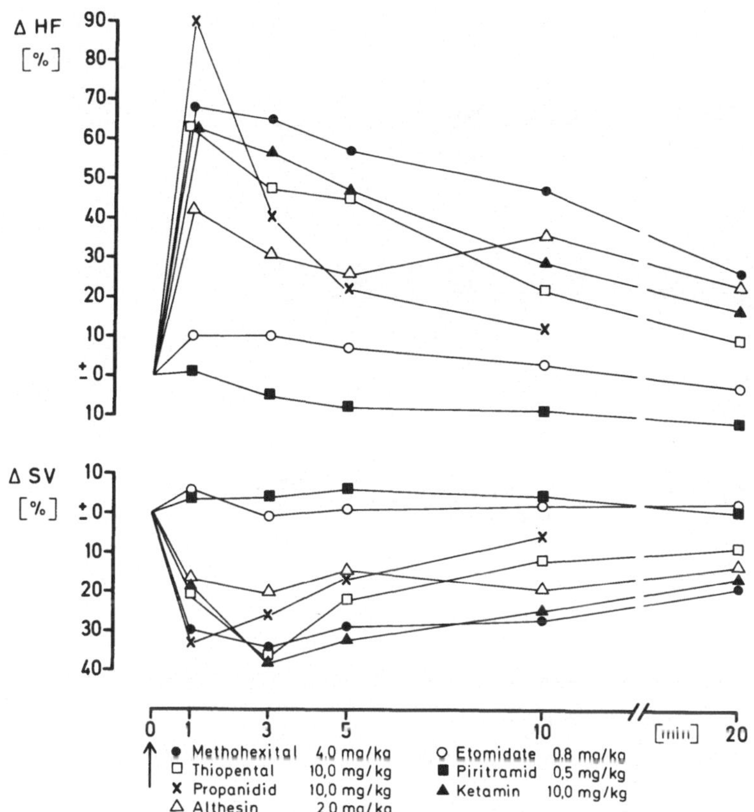

Abb. 29.

Die Änderung der Herzfrequenz (Δ HF) und des Schlagvolumens (Δ SV) gegenüber dem Kontrollwert nach intravenöser Gabe von 4,o mg/kg Methohexital, 1o,o mg/kg Thiopental, 1o,o mg/kg Propanidid, 2,o mg/kg Althesin, o,8 mg/kg Etomidate, o,5 mg/kg Piritramid und 1o,o mg/kg Ketamin

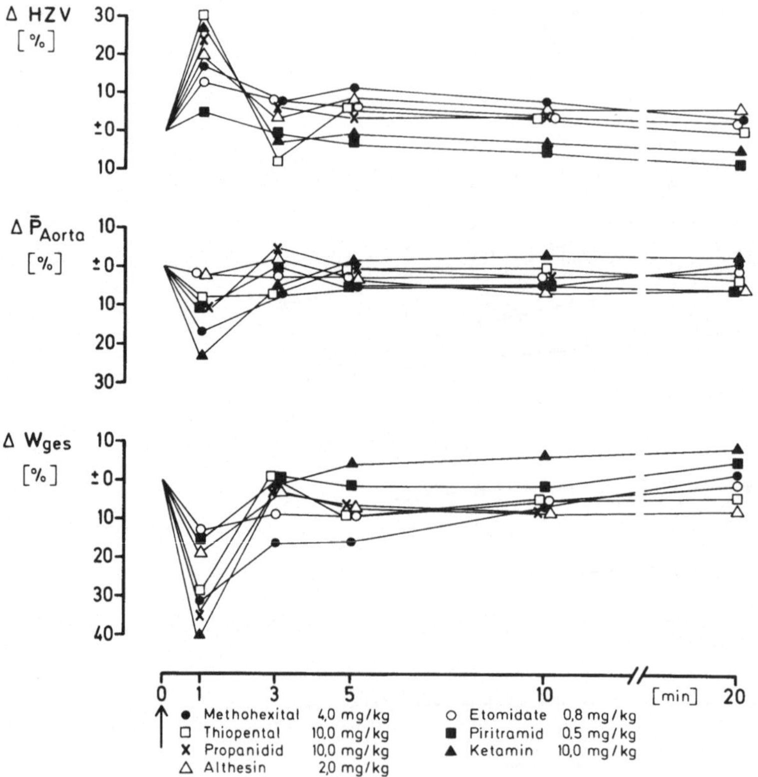

Abb. 3o.

Prozentuale Abweichung des Herzzeitvolumens (Δ HZV), des Mitteldruckes in der Aorta (Δ $\bar{P}_{Aorta}$) und des peripheren Gesamtwiderstandes (Δ $W_{ges.}$) vom Kontrollwert nach Gabe der geprüften Anaesthetikadosen (siehe Legende Abb. 29)

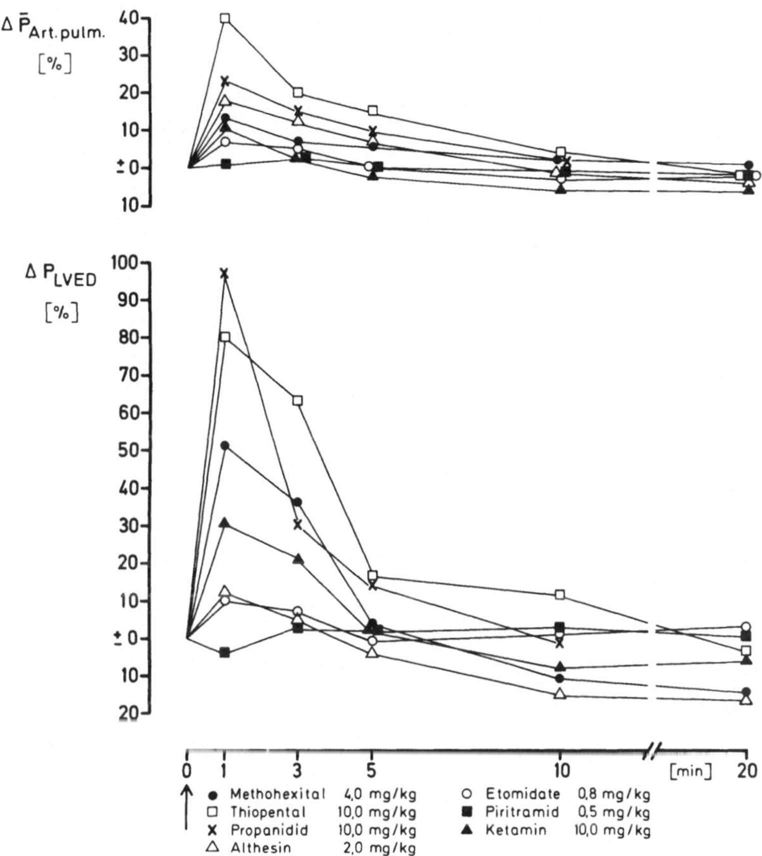

Abb. 31.

Änderung des Mitteldruckes in der Art. pulmonalis ($\Delta\ \bar{P}_{Art.pulm.}$) und des linksventrikulären enddiastolischen Druckes ($\Delta\ P_{LVED}$) gegenüber dem Kontrollwert nach Gabe der einzelnen Anaesthetika (siehe Legende Abb. 29)

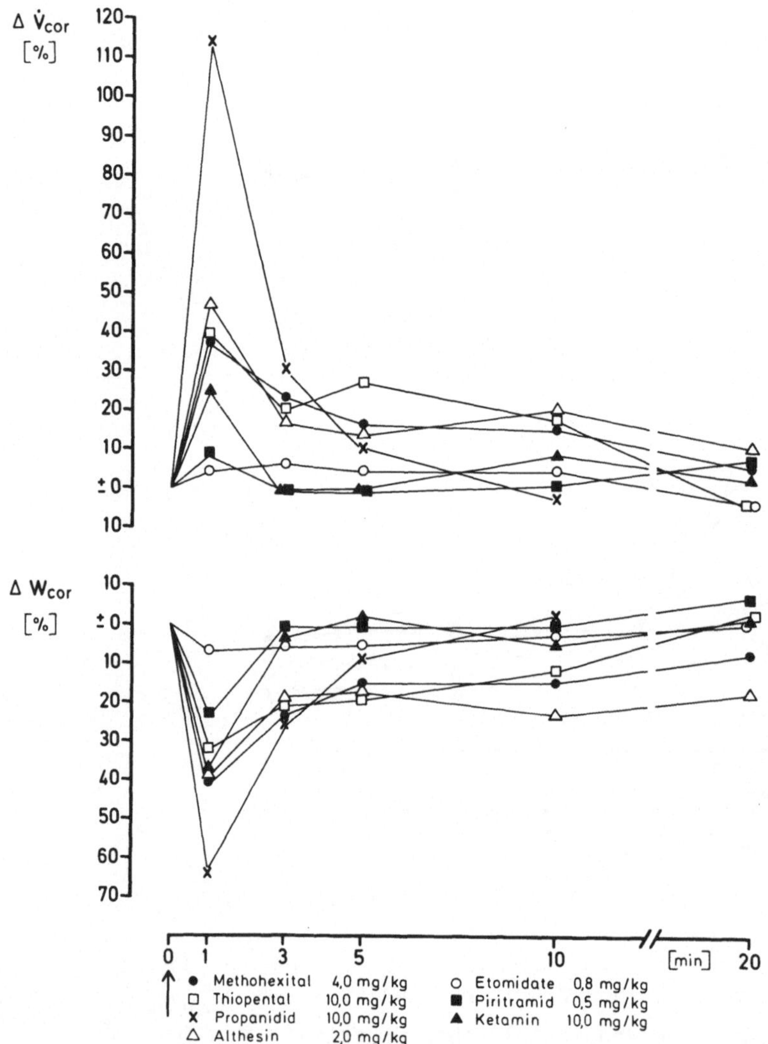

Abb. 32.

Der Einfluß der einzelnen Anaesthetika auf die Koronardurchblutung (Δ $\dot{V}_{cor}$) und den koronaren Gefäßwiderstand (Δ W_{cor}). Dosierungen siehe Legende zu Abb. 29

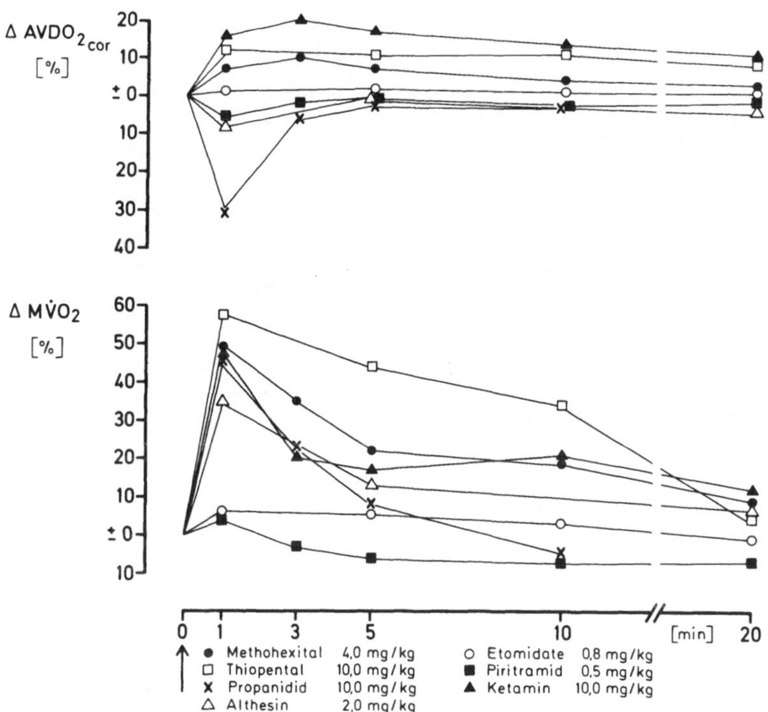

Abb. 33.

Verhalten der arteriokoronarvenösen Sauerstoffdifferenz (Δ $AVDO_{2\ cor}$) und des myokardialen Sauerstoffverbrauchs (Δ $M\dot{V}O_2$) nach der Injektion der intravenösen Anaesthetika (prozentuale Abweichung vom Kontrollwert)

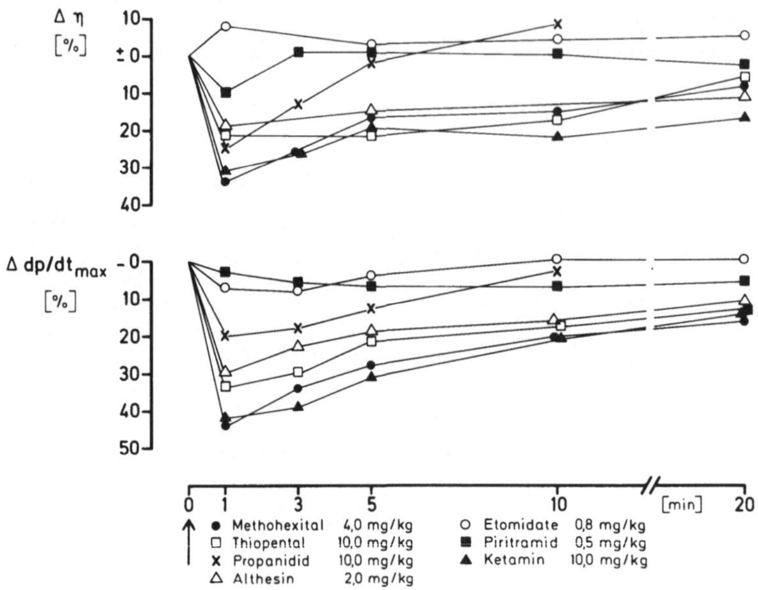

Abb. 34.

Änderung des Wirkungsgrades der äußeren Herzarbeit (Δ η) und des Inotropieparameters (Δ dp/dt max) gegenüber dem Kontrollwert nach Gabe der einzelnen Anaesthetika

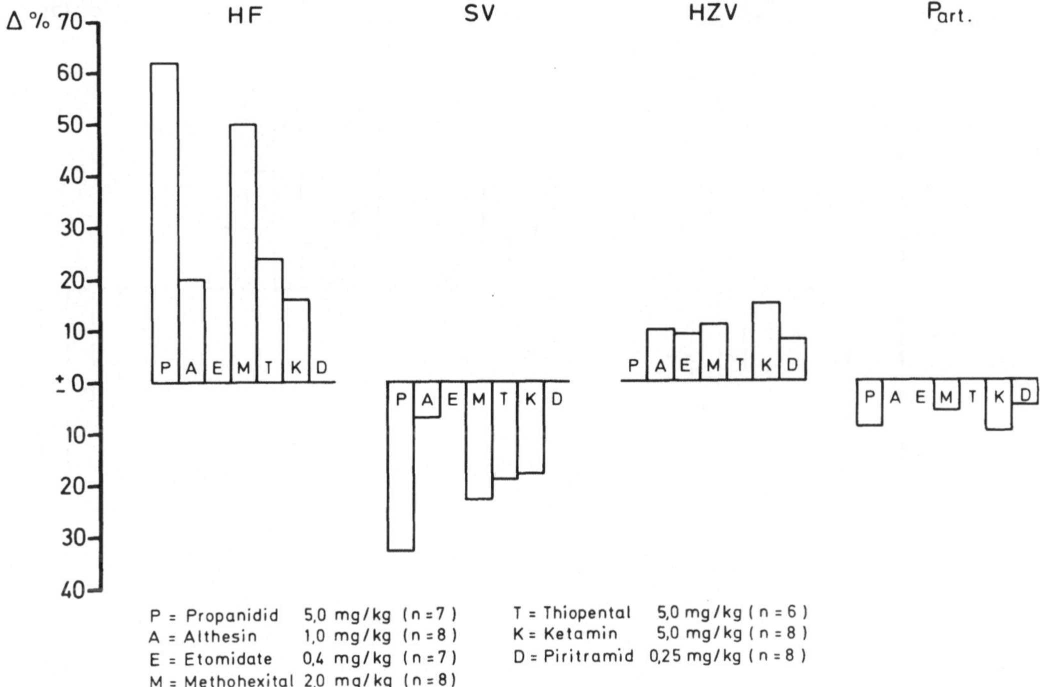

Abb. 35.

Der Einfluß von 5,o mg/kg Propanidid (P), 1,o mg/kg Althesin (A), o,4 mg/kg Etomidate (E), 2,o mg/kg Methohexital (M), 5,o mg/kg Thiopental (T), 5,o mg/kg Ketamin (K) und o,25 mg/kg Piritramid (D) auf die Herzfrequenz (HF), das Schlagvolumen (SV), das Herzzeitvolumen (HZV) und den arteriellen Mitteldruck ($\bar{P}_{art.}$). Dargestellt sind die maximalen Abweichungen vom Kontrollwert (Δ %)

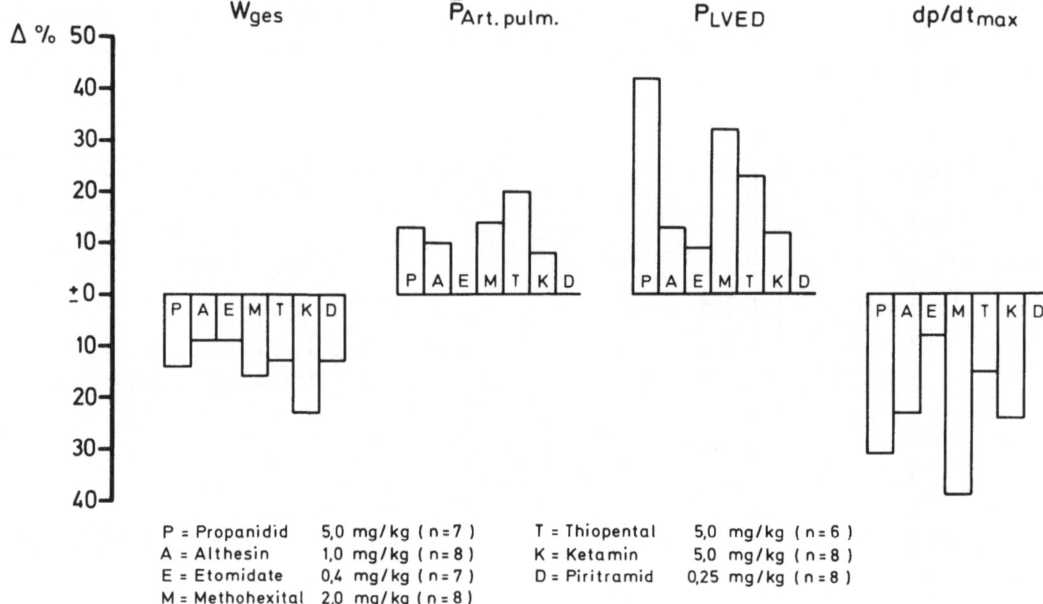

Abb. 36.

Der Einfluß der intravenösen Anaesthetika (Dosierungen siehe Legende zu Abb. 35) auf den peripheren Gesamtwiderstand (W_{ges}), den Mitteldruck in der Art. pulmonalis ($\bar{P}_{Art.pulm.}$), den enddiastolischen Druck im linken Ventrikel (P_{LVED}) und die maximale linksventrikuläre Druckanstiegsgeschwindigkeit (dp/dt max) (maximale Abweichung vom Kontrollwert)

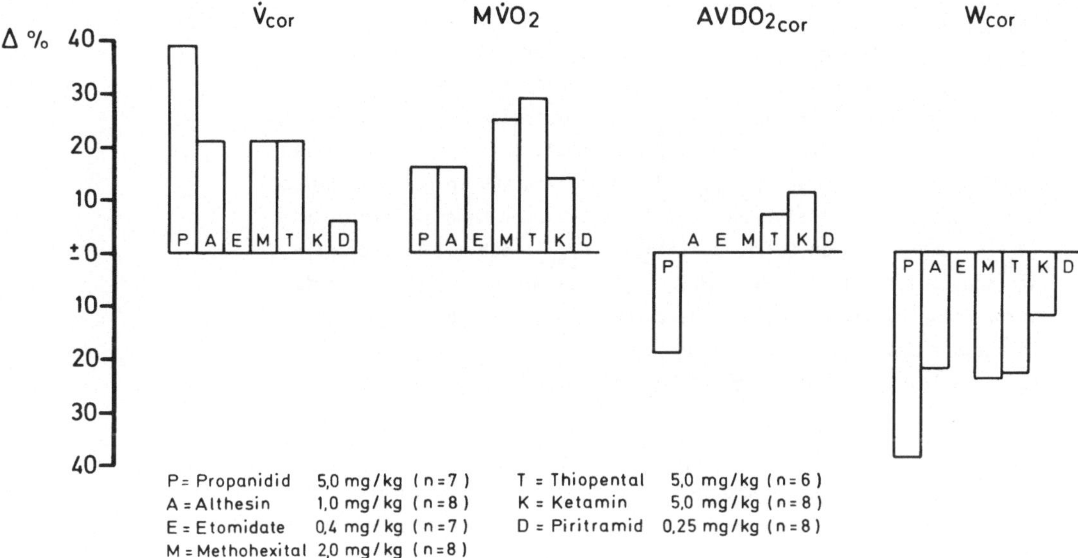

Abb. 37.

Maximale Änderung (Δ %) des Koronarflusses ($\dot{V}_{cor}$), des myokardialen Sauerstoffverbrauches ($M\dot{V}O_2$), der arterio-koronarvenösen Sauerstoffdifferenz ($AVDO_{2\ cor}$) und des koronaren Gefäßwiderstandes nach Gabe der in Abb. 35 angegebenen Anaesthetikadosen

Tabelle 1

Das Verhalten der Herzfrequenz (HF), des Schlagvolumens (SV), des Herzzeitvolumens (HZV),des Mitteldruckes in der Aorta ($\overline{P}_{Aorta}$), des peripheren Gesamtwiderstandes (W_{ges}), der maximalen Druckanstiegsgeschwindigkeit im linken Ventrikel (dp/dt max), des linksventrikulären enddiastolischen Druckes (P_{LVED}), des Mitteldruckes in der Art. pulmonalis ($\overline{P}_{AP}$), des zentralvenösen Druckes (CVP), der Koronardurchblutung ($\dot{V}_{cor}$), des koronaren Gefäßwiderstandes (W_{cor}), der arterio-koronarvenösen Sauerstoffdifferenz ($AVDO_{2\ cor}$), des myokardialen Sauerstoffverbrauchs ($M\dot{V}O_2$), der äußeren Herzarbeit ($\overline{P}_{syst}$ · HZV/kg) und des Wirkungsgrades der Herzarbeit vor (Kontrolle) und 1, 3, 5, und lo min nach der Injektion von 5,o mg/kg Propanidid. ($\bar{x} \pm s_{\bar{x}}$; n = 7)

	Kontrolle	1.Min	3.Min	5.Min	lo.Min	2o.Min
HF n/min	86 ± 8	139 ** ± 21	lo7 ± 6	9o ± 3	83 ± 5	
SV ml/kg	o,96 ± o,o4	o,64 *** ± o,o6	o,75 ± o,o3	o,85 ± o,o6	o,92 ± o,o5	
HZV ml/min · kg	81,1 ± 5,7	82,1 ± 5,9	8o,o ± 4,8	76,9 ± 5,4	76,7 ± 4,9	
$\overline{P}_{Aorta}$ mmHg	119 ± 9	lo8 * ± lo	122 ± 9	121 ± 8	119 ± 7	
W_{ges} mmHg/ml/min · kg	1,45 ± o,lo	1,24* ± o,lo	1,47 ± o,12	1,53 ± o,13	1,52 ± o,13	
dp/dt_{max} mmHg/sec	2oo7 ± 127	1379 *** ± 132	1521 ± 138	1621 ± 152	1821 ± 124	
P_{LVED} mmHg	9,1 ± 1,3	12,9 *** ± 1,8	12,8 ± 2,4	11,o ± 1,5	9,6 ± 1,2	
$\overline{P}_{AP}$ mmHg	18,4 ± 1,9	2o,7 *** ± 1,7	2o,7 ± 2,1	19,6 ± 1,9	18,9 ± 1,7	
CVP mmHg	4,5 ± 1,2	5,2 * ± 1,3	5,4 ± 1,o	5,4 ± 1,1	4,6 ± 1,2	

Tabelle 1 (Fortsetzung)

	Kontrolle	1. Min	3. Min	5. Min	10. Min	20. Min
$\dot{V}_{cor}$ ml/min · loo g	83 ± 1o	115 *** ± 16	1o1 ± 12	89 ± 1o	8o ± 1o	
W_{cor} mmHg/ml/min · loo g	1,37 ± o,26	o,84 *** ± o,14	1,2o ± o,24	1,37 ± o,3o	1,5o ± o,31	
$AVDO_{2\ cor}$ Vol %	14,1 ± o,8	11,4 * ± 1,o	14,1 ± o,8	14,3 ± o,8	13,5 ± o,6	
$M\dot{V}O_2$ ml/min · loo g	11,5 ± 1,5	13,3 ± 2,4	14,2 ± 2,1	12,6 ± 1,6	11,1 ± 1,5	
Herzarbeit mmHg · ml/min · kg	113o2 ± 127o	1o157 ± 1575	1o821 ± 1o75	1o346 ± 1155	1o328 ± 922	
η %	16,4 ± 2,6	15,1 ± 3,5	13,1 ± 2,3	13,9 ± 2,5	15,9 ± 2,7	

* $p < o,o5$ ** $p < o,o1$ *** $p < o,oo5$

Tabelle 2

Die Wirkung von 1o,o mg/kg Propanidid auf die Hämodynamik. Bezeichnungen identisch mit Tabelle 1. ($\bar{x} \pm s_{\bar{x}}$; n = 8)

	Kontrolle	1.Min	3.Min	5.Min	1o.Min	2o.Min
HF n/min	9o ± 8	171*** ± 13	126 ± 7	11o ± 5	1o1 ± 8	
SV ml/kg	0,93 ± 0,07	0,62 * ± 0,06	0,69 ± 0,05	0,78 ± 0,04	0,87 ± 0,04	
HZV ml/min · kg	83,3 ± 7,1	1o3,7 * ± 8,1	88,5 ± 8,8	86,5 ± 6,5	86,8 ± 7,2	
$\bar{P}_{Aorta}$ mmHg	118 ± 8	1o4 *** ± 8	123 ± 7	118 ± 7	115 ± 7	
W_{ges} mmHg/ml/min · kg	1,43 ± 0,16	0,93 *** ± 0,08	1,4o ± 0,15	1,33 ± 0,12	1,32 ± 0,14	
dp/dt_{max} mmHg/sec	19o6 ± 138	1519 *** ± 112	1569 ± 155	1656 ± 139	1856 ± 129	
P_{LVED} mmHg	8,8 ± 1,2	17,3*** ± 2,1	11,4 ± 1,4	1o,o ± 1,3	8,7 ± 1,3	
$\bar{P}_{AP}$ mmHg	19,o ± 1,5	23,4*** ± 1,4	21,6 ± 1,3	2o,8 ± 1,4	19,4 ± 1,4	
CVP mmHg	4,7 ± 1,1	6,o *** ± 1,o	6,2 ± 1,o	5,8 ± 1,o	4,8 ± 1,2	
$\dot{V}_{cor}$ ml/min · 1oo g	83 ± 9	177 *** ± 14	1o7 ± 9	91 ± 9	8o ± 9	
W_{cor} mmHg/ml/min · 1oo g	1,5o ± 0,31	0,54 ** ± 0,08	1,13 ± 0,18	1,36 ± 0,28	1,51 ± 0,3o	
$AVDO_2$ cor Vol %	13,6 ± 0,6	9,4*** ± 1,o	12,7 ± 0,6	13,3 ± 0,6	13,2 ± 0,7	
$M\dot{V}O_2$ ml/min · 1oo g	11,1 ± 1,3	16,2*** ± 1,8	13,6 ± 1,5	12,o ± 1,3	1o,6 ± 1,4	
Herzarbeit mmHg · ml/min · kg	11135 ± 1151	12576 ± 168o	11984 ± 133o	11642 ± 1116	11456 ± 1197	
η %	16,6 ± 2,3	12,4 * ± 1,6	14,4 ± 2,o	16,3 ± 2,5	17,9 ± 2,3	

* p < 0,05 ** p < 0,01 *** p < 0,005

Tabelle 3

Die Wirkung von 1,o mg/kg Althesin auf das kardiovaskuläre System. Bezeichnungen identisch mit Tabelle 1. ($\bar{x} \pm s_{\bar{x}}$; n = 8)

	Kontrolle	1.Min	3.Min	5.Min	1o.Min	2o.Min
HF n/min	86 ± 7	1o3 *** ± 8	94 ± 7	93 ± 7	92 ± 8	86 ± 7
SV ml/kg	1,o6 ± o,o3	o,99 * ± o,o5	1,o3 ± o,o4	1,o4 ± o,o5	o,99 ± o,o6	1,oo ± o,o6
HZV ml/min · kg	91,o ± 6,1	1oo,o ** ± 6,1	95,6 ± 5,o	96,7 ± 7,9	92,9 ± 5,5	85,o ± 5,o
$\bar{P}_{Aorta}$ mmHg	118 ± 7	118 ± 6	115 ± 7	112 ± 7	11o ± 7	11o ± 7
W_{ges} mmHg/ml/min · kg	1,25 ± o,12	1,14 * ± o,11	1,16 ± o,11	1,27 ± o,15	1,21 ± o,14	1,25 ± o,13
dp/dt_{max} mmHg/sec	2188 ± 197	1694 *** ± 132	1769 ± 165	1844 ± 175	1843 ± 173	1875 ± 167
P_{LVED} mmHg	9,6 ± 1,1	1o,8 * ± 1,3	1o,5 ± 1,3	9,4 ± 1,5	8,9 ± 1,4	8,8 ± 1,2
$\bar{P}_{AP}$ mmHg	18,2 ± 1,5	2o,o*** ± 1,4	19,4 ± 1,5	18,8 ± 1,4	18,o ± 1,4	17,8 ± 1,5
CVP mmHg	6,3 ± o,9	6,3 ± o,9	6,5 ± 1,o	6,4 ± o,9	6,1 ± o,9	6,4 ± o,9
$\dot{V}_{cor}$ ml/min · 1oo g	81 ± 8	98 *** ± 7	86 ± 8	85 ± 8	83 ± 8	79 ± 8
W_{cor} mmHg/ml/min · 1oo g	1,43 ± o,19	1,11** ± o,1o	1,27 ± o,14	1,27 ± o,16	1,28 ± o,16	1,32 ± o,16
$AVDO_2$ cor Vol %	14,1 ± 1,o	13,5 ± o,6	- -	13,5 ± o,5	- -	13,5 ± o,6
MVO_2 ml/min · 1oo g	11,3 ± 1,2	13,1 ** ± o,9	- -	11,4 ± 1,o	- -	1o,8 ± o,9
Herzarbeit mmHg · ml/min · kg	12421 ± 1o3o	12999 ± 896	12385 ± 832	12264 ± 11o3	11o24 ± 9o2	1o584 ± 714
η %	2o,o ± 3,6	16,6 * ± 2,1	- -	18,8 ± 2,8	- -	16,7 ± 2,1

* p < o,o5 ** p < o,o1 *** p < o,oo5

Tabelle 4

Die Wirkung von 2,o mg/kg Althesin auf den Kreislauf. Bezeichnungen identisch mit Tabelle 1. ($\bar{x} \pm s_{\bar{x}}$; n = 8)

	Kontrolle	1.Min	3.Min	5.Min	1o.Min	2o.Min
HF n/min	8o ± 7	116*** ± 8	1o5 ± 8	1o1 ± 9	1o9 ± 14	98 ± 11
SV ml/kg	1,1o ± o,o5	o,91 ** ± o,o5	o,88 ± o,o5	o,94 ± o,o7	o,89 ± o,o7	o,96 ± o,o6
HZV ml/min · kg	86,7 ± 4,9	1o3,8 * ± 5,9	91,2 ± 6,2	93,7 ± 6,9	91,6 ± 7,o	91,o ± 6,9
$\bar{P}_{Aorta}$ mmHg	117 ± 8	114 ± 8	119 ± 7	115 ± 7	11o ± 7	111 ± 8
W_{ges} mmHg/ml/min · kg	1,31 ± o,15	1,o6 * ± o,1o	1,29 ± o,15	1,22 ± o,14	1,2o ± o,15	1,21 ± o,14
dp/dt_{max} mmHg/sec	21oo ± 182	1475 *** ± 141	1619 ± 183	17o6 ± 19o	175o ± 196	1862 ± 221
P_{LVED} mmHg	1o,7 ± 1,3	12,o * ± 1,5	11,2 ± 1,4	1o,3 ± 1,4	9,1 ± 1,5	9,o ± 1,3
$\bar{P}_{AP}$ mmHg	18,7 ± 1,5	22,o *** ± 1,4	21,1 ± 1,5	2o,1 ± 1,6	18,3 ± 1,5	17,9 ± 1,6
CVP mmHg	6,9 ± 1,1	7,1 ± 1,1	6,9 ± 1,o	6,6 ± 1,1	6,1 ± 1,o	5,9 ± 1,o
$\dot{V}_{cor}$ ml/min · 1oo g	83 ± 9	123 *** ± 9	97 ± 8	95 ± 8	1oo ± 12	92 ± 9
W_{cor} mmHg/ml/min · 1oo g	1,3o ± o,21	o,85 ** ± o,o6	1,13 ± o,13	1,15 ± o,12	1,o7 ± o,13	1,14 ± o,14
$AVDO_2$ cor Vol %	13,7 ± o,6	12,6 ± 1,6	--	13,6 ± o,7	--	13,2 ± o,8
$M\dot{V}O_2$ ml/min · 1oo g	11,3 ± 1,3	15,3 * ± 1,3	--	12,8 ± o,9	--	12,o ± 1,3
Herzarbeit mmHg · ml/min · kg	11846 ± 797	132o8 ± 1o16	117o9 ± 631	11948 ± 672	11376 ± 721	11464 ± 1o6o
η %	18,o ± 2,2	14,5 ** ± 1,5	--	15,3 ± 1,4	--	16,1 ± 1,8

* $p < o,o1$ ** $p < o,o5$ *** $p < o,oo5$

Tabelle 5

Der Einfluß von o,4 mg/kg Etomidate auf die Hämodynamik. Bezeichnungen identisch mit Tabelle 1. ($\bar{x} \pm s_{\bar{x}}$; n = 9)

	Kontrolle	1.Min	3.Min	5.Min	1o.Min	2o.Min
HF n/min	8o ± 6	79 ± 7	76 ± 6	76 ± 6	74 ± 5	75 ± 6
SV ml/kg	1,1o ± o,o8	1,2o ± o,o7	1,2o ± o,o9	1,2o ± o,o8	1,1o ± o,o7	1,1o ± o,o8
HZV ml/min · kg	85,2 ± 6,o	93,1 * ± 6,4	84,8 ± 6,2	85,3 ± 4,7	8o,o ± 4,9	77,1 ± 4,3
$\bar{P}_{Aorta}$ mmHg	129 ± 4	126 ± 4	124 ± 3	124 ± 3	124 ± 4	124 ± 5
W_{ges} mmHg/ml/min · kg	1,51 ± o,1o	1,37** ± o,11	1,48 ± o,1o	1,44 ± o,o9	1,53 ± o,1o	1,6o ± o,12
dp/dt_{max} mmHg/sec	2ooo ± 132	1833 ** ± 124	2o33 ± 188	1956 ± 136	2o39 ± 138	1989 ± 152
P_{LVED} mmHg	7,8 ± 1,2	8,5 * ± 1,3	7,8 ± 1,2	8,5 ± 1,3	8,1 ± 1,2	7,9 ± 1,1
$\bar{P}_{AP}$ mmHg	18,6 ± 1,4	19,o ± 1,5	19,o ± 1,5	18,3 ± 1,3	18,8 ± 1,6	18,3 ± 1,1
CVP mmHg	3,3 ± o,8	3,3 ± o,9	3,7 ±o,8	3,6 ± o,8	3,6 ± o,8	3,7 ± o,7
$\dot{V}_{cor}$ ml/min · 1oo g	87 ± 7	87 ± 8	82 ± 8	82 ± 7	8o ± 7	82 ± 8
W_{cor} mmHg/ml/min · 1oo g	1,48 ± o,15	1,43 ± o,13	1,46 ± o,13	1,48 ± o,12	1,51 ±o,14	1,5o ±o,15
$AVDO_{2\ cor}$ Vol %	14,1 ± o,8	14,1 ± o,9	- -	14,2 ± o,8	14,1 ± o,9	13,6 ± o,9
$M\dot{V}O_2$ ml/min · 1oo g	12,o ± o,9	12,2 ± 1,3	- -	11,4 ± 1,o	11,1 ± 1,o	11,1 ± 1,1
Herzarbeit mmHg · ml/min · kg	12276 ± 782	12815 ± 784	116o8 ± 675	11725 ± 45o	111o9 ± 569	1o7o6 ± 514
η %	14,5 ± 1,2	15,5 ± 1,8	- -	15,o ± 1,5	14,7 ± 1,7	14,4 ± 1,7

* $p < o{,}o5$ ** $p < o{,}o1$

Tabelle 6

Die Wirkung von o,8 mg/kg Etomidate auf den Kreislauf. Bezeichnungen identisch mit Tabelle 1. ($\bar{x} \pm s_{\bar{x}}$; n = 17)

	Kontrolle	1.Min	3.Min	5.Min	1o.Min	2o.Min
HF n/min	72 ± 4	79* ± 3	79 ± 4	77 ± 3	74 ± 3	7o ± 3
SV ml/kg	1,o ± o,o5	1,o5 * ± o,o6	o,99 ± o,o6	1,o1 ± o,o5	1,o2 ± o,o5	1,o2 ± o,o6
HZV ml/min · kg	71,3 ± 3,1	8o,8 ** ± 2,8	76,8 ± 2,8	75,9 ± 2,5	73,8 ± 2,6	71,7 ± 3,1
$\bar{P}_{Aorta}$ mmHg	117 ± 4	114 * ± 4	115 ± 3	115 ± 3	115 ± 3	116 ± 4
W_{ges} mmHg/ml/min · kg	1,6 ± o,o8	1,37 ** ± o,o8	1,45 ± o,o6	1,46 ± o,o6	1,5o ± o,o6	1,58 ± o,o9
dp/dt_{max} mmHg/sec	1835 ± 91	17o3 ** ± 1o6	1682 ± 87	1759 ± 93	1832 ± 81	1829 ± 95
P_{LVED} mmHg	7,4 ± o,6	9,2 * ± o,7	8,9 ± o,7	8,3 ± o,7	8,5 ± o,7	8,6 ± o,6
$\bar{P}_{AP}$ mmHg	19,2 ± o,8	2o,5 ** ± o,9	2o,1 ± o,7	19,2 ± o,7	18,6 ± o,8	18,7 ± o,7
CVP mmHg	5,2 ± o,6	5,4 ± o,6	5,4 ± o,6	5,3 ± o,6	5,2 ± o,6	5,3 ± o,6
$\dot{V}_{cor}$ ml/min · 1oo g	68 ± 6	71 ± 6	72 ± 6	71 ± 6	7o ± 6	64 ± 5
W_{cor} mmHg/ml/min · 1oo g	1,68 ± o,o9	1,57 ± o,o9	1,59 ± o,o9	1,6o ± o,o9	1,63 ± o,1o	1,68 ± o,1o
$AVDO_2$ cor Vol %	14,3 ± o,6	14,5 ± o,6	--	14,5 ± o,6	14,4 ± o,6	14,3 ± o,7
$M\dot{V}O_2$ ml/min · 1oo g	9,5 ± o,7	1o,o ± o,7	--	1o,o ± o,8	9,8 ± o,8	9,4 ± o,8
Herzarbeit mmHg · ml/min · kg	9365 ± 482	1o326 ± 462	9994 ± 471	9817 ± 422	96o3 ± 462	939o ± 452
n %	15,8 ± 1,1	17,1 ± 1,5	--	16,2 ± 1,3	16,4 ± 1,1	16,5 ± 1,1

* $p < o{,}o1$ ** $p < o{,}o5$ *** $p < o{,}oo5$

Tabelle 7

Die Kreislaufwirkungen von 2,o mg/kg Methohexital. Bezeichnungen identisch mit Tabelle 1. ($\bar{x} \pm s_{\bar{x}}$; n = 8)

	Kontrolle	1.Min	3.Min	5.Min	1o.Min	2o.Min
HF n/min	7o ± 4	1o5*** ± 7	1o3 ± 7	96 ± 7	79 ± 5	73 ± 6
SV ml/kg	1,16 ± o,o8	o,89 *** ± o,o9	o,91 ± o,o7	o,98 ± o,o8	1,o6 ± o,o7	1,16 ± o,o6
HZV ml/min · kg	81,6 ± 5,9	9o,7 * ± 5,3	91,4 ± 6,7	92,o ± 6,5	82,3 ± 5,1	84,o ± 6,5
$\bar{P}_{Aorta}$ mmHg	115 ± 4	1o8 * ± 5	112 ± 3	115 ± 4	116 ± 4	115 ± 3
W_{ges} mmHg/ml/min · kg	1,37 ± o,o9	1,15 *** ± o,o7	1,22 ± o,1o	1,24 ± o,o9	1,37 ± o,1o	1,35 ± o,o9
dp/dt_{max} mmHg/sec	23oo ± 166	14oo *** ± 81	16o6 ± 87	1856 ± 127	2138 ± 172	2325 ± 164
P_{LVED} mmHg	9,2 ± o,7	12,1 *** ± 1,1	1o,4 ± 1,o	9,1 ± o,9	9,o ± o,9	8,7 ± o,9
$\bar{P}_{AP}$ mmHg	18,3 ± o,9	2o,8*** ± 1,o	19,4 ± o,9	18,8 ± o,8	17,9 ± o,8	17,5 ± 1,o
CVP mmHg	5,5 ± o,7	5,1 ± o,8	4,8 ± o,8	4,6 ± o,8	4,9 ± o,8	5,1 ± o,8
$\dot{V}_{cor}$ ml/min · 1oo g	78 ± 7	94 * ± 7	9o ± 7	88 ± 7	83 ± 7	77 ± 9
W_{cor} mmHg/ml/min · 1oo g	1,5o ± o,17	1,14** ± o,11	1,25 ± o,11	1,3o ± o,11	1,41 ± o,17	1,58 ± o,2o
$AVDO_2$ cor Vol %	13,7 ± o,8	14,o ± o,7	- -	14,3 ± o,6	13,8 ± o,7	13,6 ± o,8
$M\dot{V}O_2$ ml/min · 1oo g	1o,2 ± o,9	12,7 * ± 1,2	- -	12,1 *** ± 1,o	1o,9 ± o,9	9,7 ± 1,o
Herzarbeit mmHg · ml/min · kg	1o937 ± 834	1o878 ± 746	11251 ± 71o	11749 ± 876	1o839 ± 722	1123o ± 842
η %	17,7 ± 1,9	14,7*** ± 2,2	- -	15,9 ± 1,7	16,3 ± 1,5	19,4 ± 2,o

* $p < o,o5$ ** $p < o,o1$ *** < p o,oo5

Tabelle 8

Das Verhalten des Kreislaufs nach 4,o mg/kg Methohexital. Bezeichnungen identisch mit Tabelle 1. ($\bar{x} \pm s_{\bar{x}}$; n = 7)

	Kontrolle	1.Min	3.Min	5.Min	1o.Min	2o.Min
HF n/min	81 ± 6	136 *** ± 1o	134 ± 7	127 ± 8	119 ± 7	1o2 ± 7
SV ml/kg	1,24 ± o,13	o,87*** ± o,11	o,81 ± o,11	o,88 ± o,o9	o,9o ± o,1o	1,oo ± o,11
HZV ml/min · kg	97,7 ± 8,9	114,o* ± 9,5	1o5,7 ± 12,6	1o8,2 ± 7,4	1o4,3 ± 9,o	99,4 ± 9,1
$\bar{P}_{Aorta}$ mmHg	119 ± 3	98 *** ± 4	11o ± 9	113 ± 7	113 ± 3	118 ± 5
W_{ges} mmHg/ml/min · kg	1,22 ± o,1o	o,84*** ± o,o5	1,o3 ± o,o8	1,o3 ± o,o8	1,14 ± o,o8	1,23 ± o,11
dp/dt_{max} mmHg/sec	2197 ± 141	1229 *** ± 96	1451 ± 143	1591 ± 152	1739 ± 114	1877 ± 145
P_{LVED} mmHg	1o,1 ± 1,6	15,3 ** ± 2,6	13,7 ± 2,9	1o,4 ± 2,1	9,o ± 1,6	8,6 ± 1,5
$\bar{P}_{AP}$ mmHg	2o,3 ± 1,6	23,o*** ± 2,1	21,5 ± 2,o	21,5 ± 2,o	2o,8 ± 1,9	2o,3 ± 1,5
CVP mmHg	4,6 ± 1,2	5,4 ± 1,3	4,6 ± 1,2	4,1 ± 1,1	3,7 ± 1,o	3,6 ± 1,o
$\dot{V}_{cor}$ ml/min · 1oo g	8o ± 7	1o9 *** ± 9	98 ± 1o	92 ± 8	91 ± 5	83 ± 2
W_{cor} mmHg/ml/min · 1oo g	1,48 ± o,16	o,88 *** ± o,o9	1,13 ± o,17	1,24 ± o,16	1,26 ± o,1o	1,36 ± o,o8
$AVDO_{2\ cor}$ Vol %	13,5 ± o,7	14,4 * ± o,6	14,8 ± o,6	14,5 ± o,7	14,o ± o,7	13,8 ± o,6
$M\dot{V}O_2$ ml/min · 1oo g	1o,5 ± o,6	15,6 *** ± 1,5	14,2 ± 1,o	12,8 ± o,7	12,5 ± o,6	11,4 ± o,5
Herzarbeit mmHg · ml/min · kg	13549 ± 1151	12883 ± 1565	13388 ± 2176	13685 ± 147o	13586 ± 1394	13441 ± 137o
η %	21,1 ± 1,9	13,9 *** ± 2,o	15,6 ± 2,3	17,8 ± 2,3	17,8 ± 1,9	19,2 ± 2,3

* $p < o{,}o5$ ** $p < o{,}o1$ *** $p < o{,}oo5$

Tabelle 9

Die Wirkung von 5,o mg/kg Thiopental auf den Kreislauf. Bezeichnungen identisch mit Tabelle 1. ($\bar{x} \pm s_{\bar{x}}$; n = 6)

	Kontrolle	1.Min	3.Min	5.Min	1o.Min	2o.Min
HF n/min	7o ± 6	87 * ± 7	85 ± 8	79 ± 7	73 ± 6	69 ± 4
SV ml/kg	1,18 ± o,15	1,o5 * ± o,18	o,95 ± o,o9	1,o4 ± o,1	1,o5 ± o,1o	1,o7 ± o,11
HZV ml/min · kg	79,1 ± 3,3	86,6 ± 7,7	78,o ± 4,1	78,9 ± 3,5	74,6 ± 2,6	71,6 ± 3,2
$\bar{P}_{Aorta}$ mmHg	114 ± 2	1o7 ± 5	1o8 ± 4	113 ± 3	116 ± 2	118 ± 4
W_{ges} mmHg/ml/min · kg	1,38 ± o,o4	1,2o * ± o,o9	1,34 ± o,o8	1,38 ± o,o7	1,49 ± o,o4	1,57 ± o,o5
dp/dt_{max} mmHg/sec	24o8 ± 181	2o42 ** ± 245	2142 ± 18o	2275 ± 145	2283 ± 146	23o8 ± 165
P_{LVED} mmHg	8,8 ± 2,o	1o,8 ± 2,8	8,7 ± 2,o	8,3 ± 1,8	7,8 ± 1,8	8,2 ± 1,7
$\bar{P}_{AP}$ mmHg	16,8 ± 1,4	2o,2*** ± 1,9	17,7 ± 1,5	16,8 ± 1,5	16,5 ± 1,4	17,o ± 1,3
CVP mmHg	5,6 ± 1,2	5,7 ± 1,3	5,4 ± 1,2	5,1 ± 1,1	5,3 ± 1,1	5,8 ± 1,1
$\dot{V}_{cor}$ ml/min · 1oo g	81 ± 6	98 *** ± 7	86 ± 6	85 ± 6	83 ± 5	77 ± 5
W_{cor} mmHg/ml/min · 1oo g	1,32 ± o,1o	1,o2 ** ± o,o5	1,17 ± o,o5	1,25 ± o,o7	1,3o ± o,o8	1,44 ± o,1o
$AVDO_2$ cor Vol %	13,6 ± 1,1	14,5 * ± 1,1	- -	14,3 ± 1,o	14,5 ± 1,1	13,6 ± 1,o
$M\dot{V}O_2$ ml/min · 1oo g	1o,7 ± o,79	13,8 *** ± o,95	- -	12,o ± o,93	12,o ± o,86	1o,3 ± o,62
Herzarbeit mmHg · ml/min · kg	1o663 ± 686	11144 ± 1665	9865 ± 638	1o251 ± 6o5	9859 ± 517	9792 ± 8o1
η %	17,1 ± 2,6	14,1 *** ± 3,2	- -	14,6 ± 1,8	14,2 ± 2,o	16,6 ± 2,9

* $p < 0{,}05$ ** $p < 0{,}01$ *** $p < 0{,}005$

Tabelle 1o

Die Wirkung von 1o,o mg/kg Thiopental auf die Hämodynamik. Bezeichnungen identisch mit Tabelle 1. ($\bar{x} \pm s_{\bar{x}}$; n = 6)

	Kontrolle	1.Min	3.Min	5.Min	1o.Min	2o.Min
HF n/min	64 ± 4	1o4 *** ± 7	94 ± 9	93 ± 1o	78 ± 7	7o ± 4
SV ml/kg	1,12 ± o,1o	o,9o * ± o,1o	o,72*** ± o,o9	o,87 ± o,12	o,99 ± o,1o	1,o2 ± o,o8
HZV ml/min · kg	7o,9 ± 4,4	91,8 * ± 8,7	65,o ± 3,1	75,9 ± 2,6	73,7 ± 2,3	7o,6 ± 2,8
$\bar{P}_{Aorta}$ mmHg	121 ± 6	112 * ± 5	113 ± 3	12o ± 2	119 ± 2	116 ± 2
W_{ges} mmHg/ml/min · kg	1,65 ± o,18	1,17 * ± o,o8	1,65 ± o,11	1,5o ± o,o8	1,55 ± o,o7	1,57 ± o,1o
dp/dt_{max} mmHg/sec	2258 ± 133	15oo * ± 2o3	1575 ± 169	1758 ± 15o	1867 ± 188	1958 ± 166
P_{LVED} mmHg	9,3 ± 1,2	16,7 * ± 3,1	15,2 ± 2,8	1o,8 ± o,9	1o,3 ± o,9	8,9 ± o,7
$\bar{P}_{AP}$ mmHg	17,5 ± 1,o	24,5*** ± 1,6	21,o ± 1,5	2o,1 ± 1,1	18,o ± o,7	17,o ± o,7
CVP mmHg	6,3 ± o,9	6,6 ± 1,1	6,4 ± o,9	6,o ± o,8	6,o ± o,8	6,2 ± o,7
$\dot{V}_{cor}$ ml/min · 1oo g	78 ± 7	1o8 * ± 14	94 ± 1o	99 ± 11	92 ± 1o	75 ± 7
W_{cor} mmHg/ml/min · 1oo g	1,46 ± o,12	o,99 *** ± o,11	1,16 ± o,14	1,18 ± o,14	1,28 ± o,18	1,49 ± o,15
$AVDO_{2\ cor}$ Vol %	12,5 ± o,7	14,o ** ± o,8	--	13,8 ± o,8	13,9 ± o,8	13,5 ± o,6
$M\dot{V}O_2$ ml/min · 1oo g	9,6 ± o,7	15,1 ** ± 2,o	--	13,8 ± 1,9	12,9 ± 1,9	1o,1 ± 1,1
Herzarbeit mmHg · ml/min · kg	9923 ± 787	11545 ± 1598	8175 ± 482	1o2o2 ± 43o	9845 ± 33o	9263 ± 31o
η %	18,o ± 2,8	14,1 ** ± 3,1	--	14,2 ± 2,9	15,o ± 3,3	16,8 ± 3,1

* $p < o,o5$ ** $p < o,o1$ *** $p < o,oo5$

Tabelle 11

Die Wirkung von 5,o mg/kg Ketamin auf den Kreislauf. Bezeichnungen identisch mit Tabelle 1. ($\bar{x} \pm s_{\bar{x}}$; n = 8)

	Kontrolle	1.Min	3.Min	5.Min	1o.Min	2o.Min
HF n/min	81 ± 3	94 *** ± 5	97 ± 3	92 ± 3	83 ± 3	78 ± 4
SV ml/kg	1,5o ± o,o7	1,5o ± o,11	1,23*** ± o,o6	1,27 ± o,o7	1,32 ± o,o7	1,41 ± o,o7
HZV ml/min · kg	119,9 ± 5,4	137,9*** ± 6,5	118,3 ± 5,2	115,7 ± 5,5	1o9,5 ± 4,2	1o9,o ± 5,3
$\bar{P}_{Aorta}$ mmHg	125 ± 7	112 *** ± 8	121 ± 6	123 ± 6	125 ± 6	124 ± 7
W_{ges} mmHg/ml/min · kg	1,o2 ± o,o5	o,79 *** ± o,o5	1,oo ± o,o5	1,o4 ± o,o4	1,12 ± o,o6	1,12 ± o,o7
dp/dt_{max} mmHg/sec	2325 ± 168	1769 *** ± 111	175o ± 1o7	1875 ± 118	2o38 ± 131	22oo ± 169
P_{LVED} mmHg	9,o ± 1,25	1o,1 * ± 1,41	9,o ± 1,23	8,6 ± 1,3o	8,3 ± 1,18	8,1 ± 1,21
P_{AP} mmHg	17,6 ± o,84	19,o *** ± o,97	17,9 ± 1,14	17,5 ± 1,15	17,o ± 1,15	17,o ± 1,22
CVP mmHg	3,4 ± o,8	3,1 ± o,9	3,1 ± o,8	3,1 ± o,8	3,2 ± o,8	3,3 ± o,8
$\dot{V}_{cor}$ ml/min · 1oo g	78 ± 4	8o ± 5	76 ± 2	77 ± 3	75 ± 3	71 ± 3
W_{cor} mmHg/ml/min · 1oo g	1,51 ± o,o6	1,33 * ± o,o7	1,51 ± o,o9	1,51 ± o,o6	1,57 ± o,o8	1,66 ± 1,o
$AVDO_{2\ cor}$ Vol %	14,3 ± o,6	15,9 *** ± o,5	15,7 ± o,5	15,6 ± o,6	15,3 ± o,5	14,9 ± o,6
$M\dot{V}O_2$ ml/min · 1oo g	11,1 ± o,6	12,7 *** ± o,8	11,9 ± o,5	12,o ± o,6	11,5 ± o,5	1o,5 ± o,6
Herzarbeit mmHg · ml/min · kg	17511 ± 1448	18189 ± 1696	16o17 ± 1121	1595o ± 1258	15441 ± 1o87	156o7 ± 126o
η %	21,6 ± o,8	19,6 * ± o,7	18,8 ± 1,2	18,5 ± 1,o	18,6 ± o,8	2o,5 ± o,9

* p < o,o5 ** p < p,o1 *** p < o,oo5

Tabelle 12

Das Verhalten des Kreislaufs nach 1o,o mg/kg Ketamin in Abhängigkeit von der Zeit. Bezeichnungen identisch mit Tabelle 1.

($\bar{x} \pm s_{\bar{x}}$; n = 8)

	Kontrolle	1.Min	3.Min	5.Min	1o.Min	2o.Min
HF n/min	72 ± 2	117*** ± 6	113 ± 4	1o6 ± 3	93 ± 3	84 ± 4
SV ml/kg	1,55 ± o,12	1,25*** ± o,17	o,98 ± o,1o	1,o6 ± o,11	1,18 ± o,1o	1,29 ± o,12
HZV ml/min · kg	112,5 ± 1o,1	143,3*** ± 16,1	11o,5 ± 11,5	111,3 ± 11,1	1o8,9 ± 9,1	1o6,4 ± 8,3
$\bar{P}_{Aorta}$ mmHg	12o ± 5	92*** ± 6	115 ± 6	121 ± 4	123 ± 4	122 ± 5
W_{ges} mmHg/ml/min · kg	1,o8 ± o,o9	o,65 ± o,o6	1,o7 ± o,1o	1,12 ± o,o8	1,14 ± o,o9	1,17 ± o,11
dp/dt_{max} mmHg/sec	2328 ± 168	1341*** ± 1oo	14o9 ± 116	16o9 ± 143	1844 ± 183	1991 ± 2o7
P_{LVED} mmHg	8,6 ± 1,3	11,3* ± 2,o	1o,4 ± 1,5	8,8 ± 1,2	7,9 ± 1,2	8,1 ± 1,2
$\bar{P}_{AP}$ mmHg	17,2 ± 1,o	19,1*** ± 1,3	17,7 ± 1,1	16,9 ± 1,1	16,2 ± 1,o	16,2 ± 1,o
CVP mmHg	3,2 ± 1,1	3,4 ± 1,o	3,1 ± o,9	2,8 ± o,9	2,8 ± o,9	2,6 ± o,9
$\dot{V}_{cor}$ ml/min · 1oo g	7o ± 4	88* ± 5	69 ± 3	7o ± 4	75 ± 3	71 ± 4
W_{cor} mmHg/ml/min · 1oo g	1,66 ± o,12	1,o3*** ± o,1o	1,59 ± o,13	1,69 ± o,13	1,58 ± o,11	1,67 ± o,12
$AVDO_2$ cor Vol %	13,8 ± o,5	16,o*** ± o,6	16,6*** ± o,5	16,2 ± o,5	15,6 ± o,5	15,2 ± o,5
$M\dot{V}O_2$ ml/min · 1oo g	9.6 ± o,7	14,2*** ± 1,2	11,5 ± o,6	11,3 ± o,7	11,7 ± o,6	1o,8 ± o,6
Herzarbeit mmHg · ml/min · kg	15889 ± 1672	16o75 ± 23o8	14o11 ± 1661	151oo ± 1883	1499o ± 1484	14654 ± 1183
η %	22,6 ± 1,1	15,7*** ± 1,4	16,7 ± 1,3	18,3 ± 1,6	17,7 ± 1,3	18,8 ± 1,2

* $p < o,1$ ** $p < o,o5$ *** $p < o,oo5$

Tabelle 13

Das Verhalten hämodynamischer Parameter (siehe Legende zu Tabelle 1) nach o,25 mg/kg Piritramid. ($\bar{x} \pm s_{\bar{x}}$; n = 8)

	Kontrolle	1.Min	3.Min	5.Min	1o.Min	2o.Min
HF n/min	77 ± 5	77 ± 6	78 ± 6	77 ± 7	72 ± 5	72 ± 6
SV ml/kg	1,36 ± o,11	1,41 ± o,11	1,26 ± o,11	1,3o ± o,14	1,29 ± o,o7	1,26 ± o,1o
HZV ml/min · kg	96,5 ± 4,7	1o4,5*** ± 4,5	95,3 ± 5,5	95,2 ± 6,o	92,3 ± 4,2	87,o ± 3,5
$\bar{P}_{Aorta}$ mmHg	12o ± 9	114 ** ± 7	124 ± 6	123 ± 7	12o ± 8	116 ± 8
W_{ges} mmHg/ml/min · kg	1,18 ± o,o9	1,o3*** ± o,o7	1,25 ± o,o8	1,24 ± o,o9	1,24 ± o,o9	1,27 ± o,o7
dp/dt_{max} mmHg/sec	2338 ± 189	2331 ± 192	2363 ± 192	235o ± 194	2356 ± 181	2344 ± 19o
P_{LVED} mmHg	1o,7 ± 1,5	1o,6 ± 1,5	11,o ± 1,5	1o,9 ± 1,6	1o,7 ± 1,6	1o,6 ± 1,6
$\bar{P}_{AP}$ mmHg	17,9 ± 1,1	18,3 ± 1,o	18,4 ± 1,o	18,3 ± 1,1	18,1 ± 1,2	17,8 ± 1,2
CVP mmHg	6,4 ± 1,2	6,4 ± 1,2	6,6 ± 1,2	6,6 ± 1,4	6,6 ± 1,3	6,4 ± 1,2
$\dot{V}_{cor}$ ml/min · 1oo g	85 ± 9	9o * ± 9	9o ± 1o	89 ± 9	84 ± 9	84 ± 11
W_{cor} mmHg/ml/min · 1oo g	1,4o ± o,2o	1,26 * ± o,17	1,37 ± o,19	1,37 ± o,18	1,41 ± o,19	1,45 ± o,24
$AVDO_2$ cor Vol %	14,4 ± o,7	14,4 ± o,6	14,7 ± o,4	14,7 ± o,5	14,6 ± o,6	14,2 ± o,6
$M\dot{V}O_2$ ml/min · 1oo g	12,2 ± 1,3	12,9 * ± 1,3	13,3 ± 1,4	12,9 ± 1,2	12,3 ± 1,3	11,7 ± 1,5
Herzarbeit mmHg · ml/min · kg	13428 ± 11o9	13763 ± 1o74	13345 ± 1174	13422 ± 1222	128oo ± 1o75	11976 ± 96o
η %	18,8 ± 2,7	17,9 ± 2,2	16,9 ± 2,1	17,o ± 1,7	17,4 ± 2,2	18,o ± 2,8

* $p < o,o5$ ** $p < o,o1$ *** $p < o,oo5$

Tabelle 14

Das Kreislaufverhalten nach o,5 mg/kg Piritramid. Bezeichnungen identisch mit Tabelle 1. ($\bar{x} \pm s_{\bar{x}}$; n = 8)

	Kontrolle	1.Min	3.Min	5.Min	1o.Min	2o.Min
HF n/min	77 ± 5	78 ± 7	73 ± 5	71 ± 4	7o ± 4	68 ± 4
SV ml/kg	1,21 ± o,o9	1,26 ± o,o9	1,26 ± o,o7	1,28 ± o,o6	1,26 ± o,o6	1,22 ± o,o7
HZV ml/min · kg	9o,5 ± 4,7	95,o ± 5,9	89,4 ± 3,7	88,9 ± 3,9	86,2 ± 2,8	82,o ± 3,9
$\bar{P}_{Aorta}$ mmHg	118 ± 7	1o6*** ± 7	118 ± 6	114 ± 7	112 ± 7	111 ± 7
W_{ges} mmHg/ml/min · kg	1,24 ± o,1o	1,o5* ± o,o8	1,24 ± o,o8	1,21 ± o,1o	1,22 ± o,o8	1,29 ± o,o9
dp/dt_{max} mmHg/sec	2419 ± 22o	235o ± 2o9	2275 ± 2o5	2244 ± 211	2238 ± 212	2275 ± 22o
P_{LVED} mmHg	11,1 ± 1,8	1o,7 ± 1,9	11,4 ± 1,9	11,3 ± 1,8	11,3 ± 1,8	11,1 ± 1,9
$\bar{P}_{AP}$ mmHg	18,1 ± 1,5	18,3 ± 1,5	18,5 ± 1,5	18,1 ± 1,5	17,8 ± 1,4	17,6 ± 1,5
CVP mmHg	6,9 ± 1,3	6,8 ± 1,3	7,1 ± 1,4	6,9 ± 1,3	6,9 ± 1,3	6,7 ± 1,4
$\dot{V}_{cor}$ ml/min · 1oo g	81 ± 8	88* ± 7	8o ± 8	77 ± 8	77 ± 8	77 ± 1o
W_{cor} mmHg/ml/min · 1oo g	1,51 ± o,26	1,17** ± o,18	1,5o ± o,25	1,5o ± o,25	1,51 ± o,27	1,6o ± o,33
$AVDO_2$ cor Vol %	15,6 ± o,5	14,7*** ± o,6	15,3 ± o,5	15,4 ± o,5	15,2 ± o,6	15,4 ± o,6
$M\dot{V}O_2$ ml/min · 1oo g	12,5 ± 1,2	12,9 ± 1,1	12,1 ± 1,2	11,8 ± 1,3	11,6 ± 1,2	11,6 ± 1,4
Herzarbeit mmHg · ml/min · kg	12715 ± 1oo2	12o79 ± 1168	12249 ± 961	11892 ± 959	11479 ± 876	1o811 ± 882
η %	17,2 ± 2,4	15,4*** ± 2,2	17,3 ± 2,6	17,3 ± 2,6	17,2 ± 2,6	16,6 ± 2,9

* p < o,o1 ** p < o,o5 *** p < o,oo5

Tabelle 15

Siehe Legende zu Tabelle 16

Variable	Anaesthetika	Anaesthetika 2	3	4	5	6	7
	1	-	+	-	++	-	++
	2		++	-	++	-	++
HF	3			++	++	++	++
	4				++	-	++
	5					++	-
	6						++
	1	+	-	++	-	-	++
	2		-	-	-	++	-
$\bar{P}_{Aorta}$	3			+	-	+	+
	4				-	++	-
	5					++	-
	6						++
	1	-	-	-	-	-	++
	2		-	-	-	+	-
$W_{ges.}$	3			-	-	-	++
	4				-	++	-
	5					++	-
	6						++
	1	-	-	+	++	-	+
	2		-	++	++	+	++
P_{LVED}	3			++	++	++	++
	4				-	-	-
	5					-	-
	6						-
	1	-	++	+	++	-	++
	2		-	-	++	-	++
dp/dt max	3			-	++	++	-
	4				++	+	++
	5					++	-
	6						+

Tabelle 16

Statistische Interpretation der vergleichenden Prüfung der Kreislaufreaktionen nach Injektion der einzelnen Anaesthetika. In der Kovarianzanalyse wurden die Maximalabweichungen der Kreislaufparameter vom Kontrollwert für jede Anaesthetikagruppe auf einen mittleren Kontrollwert adjustiert und auf signifikante Unterschiede geprüft. Konnte die Nullhypothese abgelehnt werden, so wurde für die 1o wichtigsten hämodynamischen Parameter (Bezeichungen siehe Legende zu Tabelle 1) durch paarweisen Vergleich (Scheffé-Test) geprüft, zwischen welchen adjustierten Maximalabweichungen signifikante Unterschiede auftraten.

- = $p > o{,}o5$; + = $p < o{,}o5$; ++ = $p < o{,}o1$

1 = 4,o mg/kg Methohexital
2 = 1o,o mg/kg Thiopental
3 = 1o,o mg/kg Propanidid
4 = 2,o mg/kg Althesin
5 = o,5 mg/kg Piritramid
6 = 1o,o mg/kg Ketamin
7 = o,8 mg/kg Etomidate

Variable	Anaesthetika	Anaesthetika					
		2	3	4	5	6	7
$\dot{V}_{cor}$	1	-	++	-	+	-	+
	2		++	-	+	+	++
	3			++	++	++	++
	4				+	+	++
	5					-	-
	6						-
$AVDO_2$	1	-	++	++	+	-	-
	2		++	++	+	-	-
	3			++	++	++	++
	4				-	++	-
	5					++	-
	6						++
W_{cor}	1	-	+	-	-	-	++
	2		++	-	-	-	+
	3			+	++	+	++
	4				-	-	++
	5					-	-
	6						++
$M\dot{V}O_2$	1	-	-	-	+	-	+
	2		-	-	+	-	++
	3			-	+	-	+
	4				-	-	+
	5					+	-
	6						+

VI. ZUSAMMENFASSUNG

Es war das Ziel dieser Arbeit, den Einfluß der heute in der Klinik verwendeten Einleitungsanaesthetika auf die Hämodynamik, die Herzinotropie und den myokardialen Sauerstoffverbrauch im zeitlichen Verlauf nach der Injektion vergleichend zu prüfen.
Die Kreislaufuntersuchungen wurden an insgesamt 52 Hunden in einer Piritramid-Lachgas-Sauerstoff-Relaxans-Basisnarkose unter standardisierten Bedingungen (Normoventilation, ausgeglichener Säure-Basen- und Elektrolyt-Haushalt) durchgeführt. Folgende Anaesthetika wurden geprüft: 5,0 und 10,0 mg/kg Propanidid und 1,0 und 2,0 mg/kg Althesin (n = 8), 0,4 und 0,8 mg/kg Etomidate und 5,0 und 10,0 mg/kg Thiopental (n = 17), 2,0 und 4,0 mg/kg Methohexital (n = 7), 5,0 und 10,0 mg/kg Ketamin (n = 8), 0,25 und 0,50 mg/kg Piritramid (n = 8) sowie 2,0 mg des Antihistaminikums Neclastinum (n = 4).
Nach der Injektion der einzelnen Anaesthetikadosen wurden über einen Zeitraum von 20 min die Herzfrequenz (EKG), die Drucke in der Aorta und der Arteria pulmonalis, der Druck und der enddiastolische Druck im linken Ventrikel, der zentralvenöse Druck, die linksventrikuläre Druckanstiegsgeschwindigkeit (dp/dt), die Koronardurchblutung (Druckdifferenzverfahren) fortlaufend sowie das Herzzeitvolumen (Thermodilutionsmethode) und der arterielle und koronarvenöse Sauerstoffgehalt intermittierend gemessen.
Die Kreislaufwirkungen der geprüften Anaesthetika waren unmittelbar nach der Injektion (1. bis 3. min) am ausgeprägtesten und überdauerten die hypnotische Wirkung deutlich. Nach 10,0 mg/kg Propanidid, 2,0 mg/kg Althesin, 4,0 mg/kg Methohexital, 10,0 mg/kg Thiopental und 10,0 mg/kg Ketamin stieg das Herzzeitvolumen trotz Abfall des Schlagvolumens (19-33%) tachykardiebedingt initial um 17 bis 30% an. Der Frequenzanstieg betrug nach Althesin 45%, nach Thiopental und Ketamin 63%, nach Methohexital 68% und nach Propanidid 90%. Obwohl der periphere Gesamtwiderstand nach Thiopental und Althesin um 29% bzw. 19% abfiel, konnte die HZV-Zunahme den Blutdruck stabilisieren. Nur nach Propanidid (-12%), Methohexital (-17%) und Ketamin (-23%) fiel der Aortendruck deutlicher ab, da der

Anstieg des Herzminutenvolumens die periphere Vasodilatation (Propanidid 35%, Methohexital 31%, Ketamin 40%) nicht vollständig kompensierte.

Parallel mit den hämodynamischen Änderungen fiel die maximale Druckanstiegsgeschwindigkeit im linken Ventrikel (dp/dt max) nach Propanidid um 20 %, nach Althesin um 30 %, nach Thiopental um 34 %, nach Methohexital um 44 % und nach Ketamin um 42 % ab. Gleichzeitig stieg der linksventrikuläre enddiastolische Druck (preload) nach Propanidid (97 %), Althesin (12 %), Thiopental (80 %), Methohexital (51 %) sowie Ketamin (11 %) an. Unter Berücksichtigung von preload, afterload (diastolischer Aortendruck), der Herzfrequenz und des Inotropieparameters dp/dt max konnte die myokarddepressive Wirkung dieser Anästhetika relativiert werden.

Der myokardiale Sauerstoffverbrauch nahm um 35 bis 57 % zu. Der Anstieg des Energiebedarfs des Herzens war im wesentlichen mit der Herzfrequenzsteigerung und der Erhöhung der myokardialen Wandspannung (Zunahme von preload) zu begründen. Die Deckung des Sauerstoffmehrbedarfs erfolgte nach Propanidid durch eine über den nutritiven Bedarf hinausgehende Zunahme der Koronardurchblutung (+ 114 %), da gleichzeitig die $AVDO_2$ des Herzens um 31 % abfiel. Dagegen deckte der Anstieg der Koronardurchblutung nach Thiopental (+ 39 %), Methohexital (+ 38 %) und besonders nach Ketamin (+ 25 %) den Energiebedarf des Herzens nur unzureichend. Das Herz war daher auf eine erhöhte Sauerstoffausschöpfung angewiesen (Zunahme der arterio-koronarvenösen Sauerstoffdifferenz um 10, 12 bzw. 20 %). Vermutlich führen Barbiturate und Ketamin im Gegensatz zu der Koronardilatation nach Propanidid, zu einer Koronarkonstriktion . Diese Ergebnisse lassen den Schluß zu, daß die autoregulative Anpassung der Koronardurchblutung an den Energiebedarf des Herzens während der Einleitungsphase der Narkose möglicherweise gestört ist.

Der Abfall des Wirkungsgrades der äußeren Herzarbeit ($\overline{P}_{syst.}$ x HZV/kg) unter dem Einfluß von Barbituraten, Propanidid, Althesin und Ketamin um 19 bis 34% ist als Ausdruck einer verschlechterten Ökonomie des linken Ventrikels zu werten.

Cremophor EL, der Lösungsvermittler von Propanidid und Althesin, ist besonders beim Hund ein Histaminliberator. Die Kreislaufwirkungen dieser

beiden Anaesthetika sind aber nicht histaminbedingt, da alle Tiere dieser Versuchsgruppe mit einem Antihistaminikum vorbehandelt wurden und Cremophor EL ebenso wie das Antihistaminikum hämodynamisch unwirksam waren.
Im Gegensatz zu den bereits erwähnten Anaesthetika beeinflussten Etomidate und Piritramid den Kreislauf und die Sauerstoffversorgung des Herzens nur geringfügig.
Aus unseren Ergebnissen können folgende Schlüsse für die Klinik gezogen werden: Gesunde Herzen tolerieren die hämodynamischen Belastungen und die Beeinträchtigung der Myokardkontraktilität, die durch die Einleitungsanaesthetika auch bei klinisch üblicher Dosierung hervorgerufen werden. Bei pathologischen Kreislaufverhältnissen können jedoch die initialen Kreislaufwirkungen der intravenösen Anaesthetika zu einem akuten Versagen des kardiovaskulären Systems führen. Am Beispiel der Koronarsklerose, der Hypertonie, der Herzinsuffizienz, von Herzklappenerkrankungen und des Schocksyndroms wurde dargelegt, daß eine Tachycardie und/oder ein Druckanstieg einerseits, andererseits aber auch ein Abfall des koronarwirksamen Perfusionsdruckes und/oder eine Zunahme der vaskulären oder myokardialen Komponente des Koronarwiderstandes zu einem Mißverhältnis zwischen Sauerstoffbedarf und -angebot des Herzens und damit zu einer Störung des Myokardstoffwechsels führen kann. Die koronardilatatorische Wirkung von Propanidid birgt bei Koronarsklerose die Gefahr des "coronary steal-Syndroms ".

Aufgrund der vorliegenden Untersuchungen erscheint die Kombination des Hypnotikums Etomidate mit dem Analgetikum Piritramid für die Narkoseeinleitung bei Patienten mit eingeschränkter kardiovaskulärer Leistungsbreite geeignet zu sein.

VII. Summary

The purpose of the present study has been designed to investigate the effect of intravenous anaesthetic agents upon haemodynamics, left ventricular performance, coronary blood flow and myocardial oxygen consumption on induction.

The experiments were performed on 52 unpremedicated mongrel dogs under light anaesthesia (piritramide) and controlled ventilation with nitrous oxide and oxygen (ratio 2 : 1). In a circulatory steady state the following induction agents were tested: 5.o and 10.o mg/kg propanidid and 1.o and 2.o mg/kg Althesin (n = 8), o.4 and o.8 mg/kg Etomidate and 5.o and 10.o mg/kg thiopentone (n = 17), 2.o and 4.o mg/kg methohexitone (n = 7), 5.o and 10.o mg/kg ketamine (n = 8), o.25 and o.50 mg/kg piritramide (n = 8) and 2.o mg of the powerful antihistaminic neclastinum (n = 4).

The continuous measurement of the following haemodynamic data was established: heart rate (ECG), pressure in the aorta and in the pulmonary artery, central venous and left ventricular end-diastolic pressure, left ventricular pressure and its first derivative (dp/dt) using a high fidelity catheter - tip manometer and coronary sinus outflow by means of a pressure difference catheter based on the Pitot principle. Cardiac output (thermodilution method) and myocardial arterio - venous oxygen content differences were periodically determined. The peak response of the cardiovascular system occurred immediately (1 - 3 min) after the given bolus of the induction agents studied. The haemodynamic effects lasted longer than the sleeping time with barbiturates, Althesin and propanidid. After the administration of the larger dosage of propanidid, Althesin, methohexitone, thiopentone and ketamine, cardiac output increased (17 - 30%) in spite of a decrease in stroke volume (19 - 33%) due to tachycardia. The increase in heart rate was: Althesin 45%, thiopentone and ketamine 63%, methohexitone 68% and propanidid 90%. Although there was a fall in total peripheral resistance after thiopentone and Althesin by 29% and 19% respectively, the increase in cardiac output stabilized the

systemic blood pressure. Propanidid (12%), methohexitone (17%) and ketamine (23%), however, decreased mean aortic pressure, as the increase in cardiac output did not fully compensate for the peripheral vasodilatation (propanidid 35%, methohexitone 31%, ketamine 40%).
The haemodynamic changes were paralleled by the fall in maximum rate of rise of left ventricular pressure. Propanidid, Althesin, thiopentone, methohexitone and ketamine diminished max dp/dt by 20%, 30%, 34%, 44% and 42% respectively, while left ventricular end-diastolic pressure (preload) increased by 97%, 12%, 80%, 51% and 11% respectively. Left ventricular maximum dp/dt and load data indicated that the above mentioned anaesthetics possess negative inotropic properties.
The altered haemodynamics on induction led to an increase in cardiac metabolic rate ranging from 35% to 57%. The adequate supply of oxygen to the heart is primarily guaranteed by the regulation of the coronary blood flow. In the case of propanidid, the coronary perfusion (114%) increased more than the oxygen requirements (45%) demanded. As the arterio-venous oxygen difference of the heart decreased simultaneously (31%), it is concluded that propanidid has a coronary dilatatory effect. On the other hand the rise in coronary blood flow after the administration of thiopentone (39%), methohexitone (38%) and ketamine (25%) appeared to be insufficient to meet the metabolic demands of the myocardium, as the coronary sinus oxygen content decreased by 10%, 12% and 20% respectively. These results suggest that the intrinsic autoregulatory mechanism of coronary blood flow is deteriorated on induction with propanidid, barbiturates and ketamine.
The efficiency of cardiac work, which is defined as the ratio of cardiac work ($\overline{P}_{syst.}$ x cardiac output) to myocardial oxygen consumption, decreased significantly and demonstrated the uneconomic work of the left ventricle under the influence of Althesin, barbiturates, ketamine and propanidid.
In contrast to these findings the hypnotic Etomidate and the alkaloide piritramide did not affect the cardiovascular system.
Cremophor EL, the solvent of propanidid and Althesin, is believed to release histamine in dogs. The propanidid - Althesin group has therefore been pretreated with the powerful antihistaminic neclastinum.

A haemodynamic effect was seen neither with neclastinum (n = 4) nor with Cremophor EL.
From the data of this investigation it is concluded that in healthy patients the cardiovascular system can tolerate the haemodynamic changes on induction. However, in patients, suffering from circulatory disorders such as heart valve diseases, coronary and/or myocardial insufficiency, hypertension and shock syndrome, the negative inotropic effect of the induction agents and an unbalanced ratio of myocardial oxygen demand and supply may result in a break-down of the cardiovascular system. In these cases the induction with Etomidate and Piritramide seems to be of less risk.

VIII. Literatur

1. Ackern van, K., Deuster, J.E., Mast, G.J.:
Akute Minderung der Kontraktilität des Warmblütermyokards durch Ketamin.
Z. prakt. Anaesth. Wiederbeleb. 7, 3o9 (1972).

2. Ackern van, K., Brückner, U.B., Deuster, J.E., Hoyer, S., Mast, G.J., Mittmann, U., Schmidt, H.D., Schmier, J.:
Negativ inotrope Wirkung von Hexobarbital, Diphenyl-Hydantoin, Propanidid und Chlormethiazol.
Z. prakt. Anaesth. Wiederbeleb. 8, 193 (1973).

3. Aldridge, W.N., Parker, V.H.:
Barbiturates and oxydative phosphorylation.
Biochem. J. 76, 47 (196o).

4. Alper, M.H., Flacke, W.:
The peripheral effects of anesthetics.
Ann. Rev. Pharmacol. 9, 273 (1969).

5. Arfors, K.E., Malmberg, P.:
Thermodilution measurement of cardiac output.
Acta Chir. Scand. 138, 761 (1972).

6. Astrup, P.:
A simple electrometric technique for the determination of carbon dioxide tension in blood and plasma, total content of carbon dioxide in plasma and bicarbonate content in "seperated" plasma at a fixed carbon dioxide tension (4o mmHg).
Scand. J. clin. Invest. 8, 33 (1956).

7. Beer, R., Soga, D.:
Die Beeinflussung der linksventrikulären Myokardkontraktilität und Hämodynamik durch Epontol beim Menschen.
Anaesthesist 2o, 48o (1971).

8. Berne, R.M.:
Regulation of Coronary Blood Flow.
Physiol. Rev. 44, 1 (1964).

9. Betancourt, L.G.:
Epontol und Coronardurchblutung.
Anaesthesist 19, 48 (197o).

1o. Bing, R.J., Bennish, A., Bluemchen, G., Cohen, A., Gallagher, J.P., Zaleski, E.J.:
The determination of coronary flow equivalent with coincidence technic.
Circulation 29, 833 (1964).

11. Bonhoeffer, K.:
Der Sauerstoffverbrauch des normo- und hypothermen Hundeherzens während verschiedener Formen des induzierten Herzstillstandes.
Bibl. Cardiol. (Basel), Vol. 18, 1967.

12. Bradford, E.M.W., Miller, D.C., Campbell, D., Baird, W.L.W.:
CT 1341: interaction with some anaesthetic agents.
Brit. J. Anaesth. 43, 94o (1971).

13. Braun, B.R. jr., Crout, J.R.:
A comparative study of the effects of five general anesthetics on myocardial contractility: I. Isometric conditions.
Anesthesiology 34, 236 (1971).

14. Braun,U., Hensel, I., Kettler, D., Lohr, B.:
Der Einfluß von Methoxyflurane, Halothane, Dipiritramide, Barbiturat und Ketamine auf den Gesamtsauerstoffverbrauch des Hundes.
Anaesthesist 20, 369 (1971).

15. Braunwald, E.:
Control of myocardial oxygen consumption.
Amer. J. Cardiol. 27, 416 (1971).

16. Bretschneider, H.J., Cott, L., Hildert, G., Probst, R., Rau, G.:
Gaschromatographische Trennung und Analyse von Argon als Basis einer neuen Fremdgasmethode zur Durchblutungsmessung von Organen.
Verh. dtsch. Ges. Kreisl. Forsch. 32, 267 (1966).

17. Bretschneider, H.J.:
Aktuelle Probleme der Koronardurchblutung und des Myokardstoffwechsels.
Regensburger ärztl. Fortbildung 15, 1 (1967).

18. Bretschneider, H.J.:
Die Bedeutung des großen Warmblüterexperiments für die physiologische Lehre und Forschung.
Dtsch. med. Wschr. 17, 877 (1969).

19. Bretschneider, H.J., Cott, L.A., Hensel, I., Kettler,D., Martel, J.:
Ein neuer komplexer hämodynamischer Parameter aus 5 additiven Gliedern zur Bestimmung des O_2-Bedarfs des linken Ventrikels.
Pflügers Arch. ges. Physiol. 319, R. 14 (1970).

20. Bretschneider, H.J.:
Die hämodynamischen Determinanten des O_2-Bedarfs des Herzmuskels.
Arzneimittel-Forsch. (Drug Res.) 21, 1515 (1971).

21. Bretschneider, H.J.:
Die hämodynamischen Determinanten des myokardialen Sauerstoffverbrauches. In: Die therapeutische Anwendung ß-sympathikolytischer Stoffe.
Schattauer Verlag, Stuttgart, S. 45 (1972).

22. Britman, N.A., Levine, H.J.:
Contractile element work: a major determinant of myocardial oxygen consumption.
J. Clin. Invest. 43, 1397 (1964).

23. Brody, T.M., Bain, J.A.:
Effects of barbiturates on oxydative phosphorylation.
Proc. Soc. exper. Biol. a. Med. 77, 5o (1951).

24. Brückner, J.B., Patschke, D., Reinecke, A., Tarnow, J.:
Untersuchungen zur Wirkung von Ketamin im experimentellen hämorrhagischen Schock.
Anaesthesiologie und Wiederbelebung 69, 99.
Springer Verlag Berlin-Heidelberg-New York 1973.

25. Brückner, J.B., Gethmann, J.W., Patschke, D., Tarnow, J., Weymar, A.:
Untersuchungen zur Wirkung von Etomidate auf den Kreislauf des Menschen.
Anaesthesist 23, 322 (1974).

26. Brückner, J.B., Gethmann, J.W., Patschke, D., Tarnow, J., Weymar, A.:
R 26 49o (Etomidate-Sulfat) - ein neues intravenöses Anaesthetikum - erste klinische Erfahrungen.
Vortrag XIII. Gemeinsame Tagung der Deutschen, Schweizerischen und Österreichischen Gesellschaften für Anaesthesiologie und Wiederbelebung, Linz 1973.
Anaesthesiologie und Wiederbelebung, Springer Verlag (im Druck).

27. Burns, J.W., Covell, J.W.:
A comparison of the energy cost of external and tension generation work in the left ventricle.
Fed. Proc. 29, 45o (197o).

28. Campbell, D., Forrester, A.C., Miller, D.C., Hutton, I., Kennedy, J.A., Lawrie, I.D.V., Lorimer, A.R.
A preliminary clinical study of CT 1341 - a steroid anaesthetic agent.
Brit. J. Anaesth. 43, 14 (1971).

29. Chen, G.:
The pharmacology of ketamine.
Anaesthesiologie und Wiederbelebung 4o, 1.
Springer Verlag Berlin-Heidelberg-New York 1969.

3o. Child, K.J., Currie, J.P., Davis, B., Dodds, M.G., Pearce, D.R., Tisswell, D.J.:
The pharmacological properties in animals of CT 1341- a new anaesthetic agent.
Brit. J. Anaesth. 43, 2 (1971).

31. Clarke, R.S.J., Dundee, J.W., Barron, D.W., McArdle, L.:
Clinical studies of induction agents
XXVI: The relative potencies of thiopentone, methohexitone and propanidid.
Brit. J. Anaesth. 4o, 593 (1968).

32. Clarke, R.S.J., Montgomery, S.J., Dundee, J.W., Bovill, J.G.:
Clinical studies of induction agents
XXXIX: CT 1341, a new steroid anaesthetic.
Brit. J. Anaesth. 43, 947 (1971).

33. Clarke, R.S.J., Carson, J.W., Dundee, J.W.:
Some aspects of the clinical pharmacology of Althesin.
Postgrad. Med. J. , Suppl. 2, 48, 62 (1972).

34. Cohn, J.N.:
Blood Pressure and Cardiac Performance.
Amer. J. Med. 55, 351 (1973).

35. Coleman, J., Green, R.A.:
Methohexital: a short acting barbiturate.
Anaesthesia 15, 411 (196o).

36. Coleman, H.N., Sonnenblick, E.H., Braunwald, E.:
Myocardial oxygen consumption associated with external work.
The fenn effect.
Amer. J. Physiol. 217, 291 (1969).

37. Conway, C.M., Ellis, D.B., King, N.W.,:
A comparison of the acute haemodynamic effects of thiopentone, methohexitone and propanidid in the dog.
Brit. J. Anaesth. 4o, 736 (1968).

38. Corssen, G., Domino, E.F.:
Dissoziative anesthesia: Further pharmacologic studies and first clinical experience with the phencyclidine derivate CI-581.
Anesth. Analg. 45, 29 (1966).

39. Cott, L.A.:
Quantitativer gaschromatographischer Nachweis von Argon als Grundlage einer neuen Fremdgasmethode zur Messung von Organdurchblutungen.
Inaugural-Dissertation, Köln 1967.

4o. Crowell, J.W., Guyton, A.C.:
Cardiac deterioration in shock: II. The irreversible stage.
In:S.G. Hershey: Shock.
Little, Brown and Comp., Boston 1964, p. 13.

41. Dietze, W., Raschack, M., Peter, K.:
Der Wirkungsmechanismus von Ketamin - Experimentelle Untersuchungen zum Cocain-Mechanismus.
In: Deutsche Gesellschaft für Anaesthesie und Wiederbelebung, S. 6o9
Ed: P. Lawin und U. Morr-Strathmann
Springer Verlag Berlin-Heidelberg-New York 1974.

42. Documenta Geigy:
Wissenschaftliche Tabellen.
Geigy AG, Basel 1968.

43. Doenicke, A., Spiess, W.:
Analyses of the blood circulation after administration of propanidid.
Acta anaesth. scand., Suppl. 17, 53 (1965).

44. Doenicke, A., Lorenz, W.:
Histaminfreisetzung und anaphylaktoide Reaktionen bei i.v. Narkosen; biochemische und klinische Aspekte.
Anaesthesist 19, 413 (197o).

45. Doenicke, A., Lorenz, W., Beigel, R., Bezecny, H., Kalmar, L., Praetorius, B., Uhlig, G.:
Histaminfreisetzung nach kurzwirkenden Narkotika (Althesin CT 1341, d-Etomidate, Epontol und Cremophor EL).
Anaesthesist 22, 367 (1973).

46. Doenicke, A., Lorenz, W., Beigl, R., Bezecny, H., Uhlig, G., Kalmar, L., Praetorius, B., Mann, G.:
Histamine release after intravenous application of short acting hypnotics.
Brit. J. Anaesth. 45, 1o97 (1973).

47. Doenicke, A., Gabanyi, D., Lemcke, H., Schurk-Bulich, M.:
Kreislaufverhalten und Myokardfunktion nach drei kurzwirkenden i.v. Hypnotika Etomidate, Propanidid, Methohexital.
Anaesthesist 23, 1o8 (1974).

48. Döring, H.J.:
Mechanismus und Therapie kardiotoxischer Narkotika-Wirkungen.
Intensivmedizin 1o, 388 (1973).

49. Domenech, R.J., Hoffmann, J.I.E., Noble, M.I.M.:
Total and regional coronary blood flow measured by radioactive microspheres in conscious and anesthetized dogs.
Circ. Res. 25, 581 (1969).

5o. Domino, E.F., Chodoff, P., Corssen, G.:
Pharmacologic effects of CI-581, A new dissociative anesthetic in man.
J. clin. Pharmacol. 6, 279 (1965).

51. Donatao, L., Bartolomei, G., Giordani, R.:
Evaluation of myocardial blood perfusion in man with radioactive potassium or rubidium and precordial counting.
Circulation 29, 195 (1964).

52. Dudziak,R.:
Über die Wirkung von Halothan, Fentanyl, Dehydrobenzperidol und Propanidid auf den Sauerstoffverbrauch und den Coronardurchfluß des Warmblüterherzens.
Forschungsberichte des Landes Nordrhein-Westfalen, No. 1866, Westdeutscher Verlag Köln-Opladen 1967.

53. Dudziak, R.:
Diskussionsbeitrag zu "Epontol und Coronardurchblutung".
Anaesthesist 19, 51 (1970).

54. Dudziak, R., Pantke,H., Pantke, O.A.:
Die Wirkung von Propanidid auf das isolierte Warmblüterherz.
Arzneimittel-Forsch. (Drug Res.) 20, 1060 (1970).

55. Dudziak, R., Raff, K.W., Kosche, F.:
Über die Wirkung von Propanidid auf die Coronardurchblutung und die Hämodynamik des Hundeherzens.
Anaesthesiologie und Wiederbelebung Bd. 74, p. 61.
Springer Verlag Berlin-Heidelberg-New York 1974.

56. Dundee, J.W., Price, H.L., Dripps, R.D.:
Acute tolerance to thiopentone in man.
Brit. J. Anaesth. 28, 344 (1956).

57. Dundee, J.W., Moore, J.:
Thiopentone and methohexitone.
A Comparison as main anaesthetic agents for a standard operation.
Anaesthesia 16, 50 (1961).

58. Dundee, J.W.:
Comparison of the effects of methohexitone and propanidid on the blood pressure.
Acta anaesth. scand. Suppl. 17 , 51 (1965).

59. Dwyner, E.H.:
Left ventricular pressure-volume alterations and regionals disorders of contraction during myocardial ischemia induced by arterial pacing.
Circulation 42, 1111 (197o).

6o. Eberlein, H.J.:
Koronardurchblutung und Sauerstoffversorgung des Herzens unter verschiedenen CO_2-Spannungen und Anaesthetika.
Arch. Kreisl.-Forsch. 5o, 18 (1966).

61. Eger, E.I., Brandstater, B., Saidman, L.J., Regan, L.J., Severinghaus, J.W., Munson, E.S.:
Equipotent alveolar concentrations of methoxyflurane, halothane, diethyl ether, fluroxene, cyclopropane, xenon and nitrous oxide in man.
Anesthesiology 26, 771 (1965).

62. Eger, E.I., Saidman, L.J., Brandstater, B.:
Minimum alveolar anesthetic concentration: A standard of anesthetic potency.
Anesthesiology 26, 756 (1965).

63. Eger, E.I., Lundgren, C., Miller, S.L., Stevens, W.C.:
Anesthetic potencies of sulfur hexoafluoride, carbon tetrafluoride, chloroform and ethrane in dogs.
Anesthesiology 3o, 129 (1969).

64. Essex, H.E., Wegria, R.G.E., Herrick, J.F., Mann, F.G.:
The effect of certain drugs on the coronary blood flow of the trained dog.
Amer. Heart J. 19, 554 (194o).

65. Evans, C.L., Matsuoka, Y.:
Effects of various mechanical conditions on gaseous metabolism and efficiency of mammalian heart.
J. Physiol. 49, 378 (1915).

66. Fegler, C.:
Measurement of cardiac output in anaesthetized animals by a thermodilution method.
Quart. J. exp. Physiol. 39, 153 (1954).

67. Feinberg, H.X., Gerola, A., Katz, L.N.:
Effect of changes in blood CO_2 level on coronary flow and myocardial O_2-consumption.
Amer. J. Physiol. 199, 349 (196o).

68. Feinberg, H.X., Katz, L.N., Boyd, E.:
Determinants of coronary flow and myocardial oxygen consumption.
Amer. J. Physiol. 2o2, 45 (1962).

69. Fink, B.R., Kenny, G.E., Simpson III, W.E.:
Depression of uptake in cell culture by volatile, barbiturate and local anesthetics.
Anesthesiology 3o, 15o (1969).

7o. Fischer, K.:
Die Wirkung von Ketamin auf den Herzmuskel.
Anaesth. Inform. 6, 187 (1971).

71. Fischer, K.:
Vergleichende tierexperimentelle Untersuchungen zum Einfluß verschiedener Narkotika auf das Herz.
Anaesthesiologie und Wiederbelebung Bd. 69, 11
Springer Verlag Berlin-Heidelberg-New York 1973.

72. Flammeng, W., Wüsten, B., Schaper, W.:
On the distribution of myocardial flow.
Bas. Res. Cardiol. 69, 435 (1973).

73. Fleckenstein, A., Döring, J., Kammermeier, H.:
Myokardstoffwechsel und Insuffizienz.
Ärztl. Forsch. XXI, 1 (1967).

74. Foex, P., Prys-Roberts, C.:
Pulmonary haemodynamics and myocardial effects of Althesin
(CT 1341) in the goat.
Postgrad. Med. J. Suppl. 2, Vol. 48, 24 (1972).

75. Foltz, E.L., Page, R.G., Sheldon, W.F., Wong, S.K.,
Tuddenham, W.J., Weiss, A.J.:
Factors in variation an regulation of coronary blood flow
in intact anesthetized dogs.
Amer. J. Physiol. 162, 521 (195o).

76. Frey, R.:
Vergleichende Untersuchungen der kurzwirkenden Barbiturate.
Anaesthesiologie und Wiederbelebung Bd. 57, 86
Springer Verlag Berlin-Heidelberg-New York 1972.

77. Friesinger, G.C., Schaefer, J., Gaertner, R.A., Ross, R.S.:
Coronary sinusdrainage and measurement of left coronary artery
flow in dog.
Amer. J. Physiol. 2o6, 57 (1964).

78. Frimmer, M., Lange, G., Resag, K.:
Eine Isotopenverdünnungsmethode zur gleichzeitigen Messung von
Herzzeitvolumen und Coronardurchfluß.
Naunyn-Schmiedeberg's Arch. exper. Path. 241, 356 (1961).

79. Gethmann, J.W., Hellige, G., Hensel, I., Knoll, D., Martell, J., Bretschneider, H.J.: HZV-Messung nach der Methode von Slama-Piiper; besonders das Problem der absoluten Eichung. Anaesth. Inform 3, 96 (1972).

8o. Gethmann, J.W., Fuchs, Ch., Kalbow, K., Knoll, D., Spieckermann, P.G., Bretschneider, H.J.: Biochemische Befunde am Myokard zum Wirkungsmechanismus von Ketamine. Anaesthesiologie und Wiederbelebung Bd. 69, 3 Springer Verlag Berlin-Heidelberg-New York 1972.

81. Gethmann, J.W., Brückner, J.B., Patschke, D., Reinecke, A., Tarnow, J., Steiner, A.: Tierexperimentelle Untersuchungen über das Verhalten der Coronardurchblutung im hämorrhagischen Schock. Deutsche Gesellschaft für Anaesthesie und Wiederbelebung, S. 443 Ed.: P. Lawin und U. Morr-Strathmann. Springer Verlag Berlin-Heidelberg-New York 1974.

82. Gion, H., Saidman, L.J.: The minimum alveolar concentration of enflurane in man. Anesthesiology 35, 361 (1971).

83. Girndt, O.: Die Ermittlung der Wirkungsstärke von Schlafmitteln mit Hilfe der Körperstell- und Labyrinthreflexe. Arch. exp. Path. Pharmak. 164, 118 (1932).

84. Godefroi, E.F., Janssen, P.A.J., van der Eycken, C.A.M., van Heertum, A.H.M.T., Niemegeers, C.J.E.: DL-1 (1 Arylalkyl) imidazole-5-carboxylate Esters, a novel type of hypnotic agents. J.Med.chem.Pharm.Chem. 8, 32o (1965).

85. Goldstein, A. jr., Keats, A.S.:
The risk of anaesthesia.
Anesthesiology 33, 13o (197o).

86. Gordh, T.:
The effect of Althesin on the heart in situ in the cat.
Postgrad. Med. J. Suppl. 2, Vol. 48, 32 (1972).

87. Gordh, T.:
Cardiovascular effect of Althesin.
Vortrag auf dem 5. Weltkongreß der Anaesthesisten,
Kyoto, Japan 1972 .

88. Gorlin, R., Brachfeld, N., MacLoed, C., Bopp, P.:
Effect of nitroglycerin on the coronary circulation in
patients with coronary artery disease or increased left
ventricular work.
Circulation 19, 7o5 (1959).

89. Gorlin, R.:
Regulation of coronary blood flow.
Brit.Heart J. 33, Suppl. 9 (1971).

9o. Graham, T.P., Covell, J.W., Sonnenblick, E.H.:
Control of myocardial oxygen consumption. Relative influence
of contractile state and tension development.
J. Clin. Invest. 47, 375 (1968).

91. Green, R.A., Jolly, C.:
Methohexital in dental anaesthesia.
Brit. J. Anaesth. 32, 593 (196o).

92. Gregg, D.E., Fisher, L.C.:
Blood supply to the heart. In: Handbook of Physiology.
Vol. II Circulation, Ed: W.F. Hamilton.
Amer. Physiol. Soc. Washington DC 1963.

93. Gruber, C.M., Roberts, S.J.:
The effect of sodium phenobarbital and other barbituric
acid derivates upon the coronary circulation.
J. Pharmacol. exper. Ther. 27, 327 (1926).

94. Gruber, C.M., Gruber, C.M. jr., Lee, K.S.:
A study of the effect of thiobarbiturates on the cardiovascular
system.
Arch. int. pharmacodyn. XCI, 461 (1952).

95. Guyton, A.C., Crowell, J.W.:
Cardiac deterioration in shock.
I. Its progressive nature. In: S.G. Hershey: Shock.
Little, Brown and Comp., Boston 1964, p. 1.

96. Guyton, A.C.:
Textbook of Medical Physiology.
W.B. Sounders Comp. Philadelphia 1968.

97. Hall, L.W.:
Althesin in the larger animals.
Postgrad. Med. J. Suppl. 2, Vol. 48, 55 (1972).

98. Hamilton, W.F., Moore, J.W., Kinsman, J.M., Spurling, R.G.:
Studies on the circulation. IV.Further analysis of the injection
method and of changes in hemodynamics under physiological and
pathological conditions.
Amer. J. Physiol. 99, 534 (1931).

99. Hamilton, W.F., Remington, J.W.:
Comparison of the time concentration curves in arterial blood of diffusible and nondiffusible substances when injected at a constant rate and when injected instantaneously.
Amer. J. Physiol. 148, 35 (1948).

loo. Heimburg, P., Kadelbach, P., Kochsiek, K., Schumacher, J.:
Vergleichende Untersuchungen zwischen dem Kälte- und dem Farbstoffverdünnungsverfahren.
Z. Kreisl.-Forsch. 53, 123o (1964).

lol. Heiss, H.W., Tauchert, M., Strauer, B.E., Sonntag, H., Kochsiek, K.:
Koronare Hämodynamik und myokardialer Sauerstoffverbrauch bei Patienten mit linksventrikulärer Hyperthropie.
Z. Kreisl.-Forsch. 61, 26o (1972).

lo2. Heiss, H.W., Hensel, I., Kettler, D.,Tauchert, M., Bretschneider, H.J.:
Über den Anteil des Koronarsinus-Ausflusses an der Myokarddurchblutung des linken Ventrikels.
Zschr. Kardiol. 62, 593 (1973).

lo3. Heitmann, H.B., Drechsel, U., Herpfer, G., Zindler, M.:
Die Wirkung von Piritramid (Dipidolor) auf die Regulation der Atmung und die orthostatische Stabilität des Kreislaufs.
Anaesthesist 19, 152 (197o).

lo4. Heller, S., Kaiser, K., Lochner, W., Schoedel, W.:
Zur Bestimmung des Herzzeitvolumens mittels der Injektionsmethode bei fortlaufender Registrierung der Farbstoffkonzentration.
Z. Kreisl.- Forsch. 42, 727 (1953).

1o5. Hempelmann, G., Kettler, D., Holzhäuser, H., Hempelmann, W., Hensel, I., Karliczek, G., Kirchner, E.: Kombination von Piritramid und N_2O - ein neues Narkoseverfahren. Teil II: Untersuchungen am Menschen. Z. prakt. Anaesth. Wiederbeleb. 6, 339 (1971).

1o6. Hempelmann, G., Hartmann, W., Reichelt, H., Hempelmann, W.: Hypoxiegefahr während Propanididnarkose. Anaesthesist 21, 4o (1972).

1o7. Hempelmann, G., Hempelmann, W., Kahlstorf, J., Piepenbrock, S.: Erfahrungen mit dem neuen Steroid-Anaesthetikum CT 1341. Anaesthesist 22, 142 (1973).

1o8. Hempelmann, G.: Respiratorische und hämodynamische Probleme im anaesthesiologischen Bereich. Ergebnisse der fortlaufenden Sauerstoffpartialdruckmessung im Blut sowie der Herzzeitvolumenbestimmung mit der Kälteverdünnungsmethode. Habilitationsschrift, Med. Hochschule Hannover 1973.

1o9. Hensel, I., Bretschneider, H.J.: Pitot-Rohr-Katheter für die fortlaufende Messung der Koronar- und Nierendurchblutung im Tierexperiment. Arch. Kreisl.-Forsch. 62, 249 (197o).

11o. Hensel, I., Braun, U., Kettler, D., Knoll, D., Martel, J., Paschen, K.: Untersuchungen über Kreislauf- und Stoffwechselveränderungen unter Ketaminnarkose. Anaesthesist 21, 44 (1972).

111. Hensel, I., Braun, U., Kettler, D., Knoll, D., Martel, J., Paschen, K., Bretschneider, H.J.:
Tierexperimentelle Untersuchungen zur Frage der Katecholamin-aktivität unter Ketamin-Narkose.
Anaesthesiologie und Wiederbelebung, Bd. 69, 63.
Springer Verlag Berlin-Heidelberg-New York 1972.

112. Herd, J., Hollenberg, A.M., Thorburn, G.D., Kopald, H.H., Barger, A.C.:
Myocardial blood flow determined with ^{85}Krypton in unanaesthetized dogs.
Amer. J. Physiol. 2o3, 122 (1962).

113. Hiltmann, R., Wollweber, H., Wirth, W., Hoffmeister, E.:
Neue estergruppenhaltige Phenoxyessigsäureamide mit narkotischer Wirkung.
Anaesthesiologie und Wiederbelebung Bd. 4, 1.
Springer Verlag Berlin-Heidelberg-New York 1965.

114. Hosie, K.F.:
Thermal dilution technics.
Circulat. Res. 1o, 491 (1962).

115. Howells, T.H., Harnik, E., Kellner, C.A., Rosenoer, V.M.:
Propanidid and Methohexitone: Their Comparative Potency and Narcotic Action.
Brit. J. Anaesth. 39, 31 (1967).

116. Jageneau, A.H.M., Xhonneux, R., Reneman, R.S.:
Cardiovascular effects of the intravenously injected short-acting hypnotics etomidate, methohexital and propanidid in unanaesthetized dogs.
Janssen Research Products Information Service, Section 11, Serial number 2649o/3, December 1973.

117. Janssen, P.A.J., Niemegeers, C.J.E., Schellekens, K.H.L., Lenaerts, F.M.:
Etomidate, R-(+)-Ethyl-1-(α methyl-benzyl) imidazole-5-carboxylate (R 16 659) a potent, short-acting and relatively atoxic intravenous hypnotic agent in rats.
Arzneimittel-Forsch. (Drug Res.) 21, 1234 (1971).

118. Johannson, B., Linder, E., Seeman, T.:
Collateral blood flow in the myocardium of the dogs measured with ^{85}Krypton.
Acta physiol. Scand. 62, 263 (1964).

119. Kerp, L., Kasemir, H., Tie, P.H.:
Prüfung des Antihistaminikums HS 592 am Histamin- bzw. 4818o-Erythem und bei Patienten mit allergischen Sofortreaktionen.
Med. Welt (Berl.) 17, 2794 (1966).

12o. Kettler, D., Cott, L., Hensel, I., Martel, J., Bretschneider, H.J.:
Combination of Dipiritramide and N_2O, a new anaesthetic method for studies of cardiovascular function in dogs.
Pflügers Arch. ges. Physiol. 319, 42 (197o).

121. Kettler, D., Braun, U., Cott, L.A., Heiss, H.W., Hensel, I., Martel, J., Paschen, K., Bretschneider, H.J.:
Kombination von Piritramid und N_2O - ein neues Narkoseverfahren.
Teil I: Tierexperimentelle Untersuchungen.
Z. prakt. Anaesth. Wiederbeleb. 6, 329 (1971).

122. Kettler, D., Braun, U., Cott, L.A., Gethmann, J.W., Hensel, I., Bretschneider, H.J.:
Hämodynamische Parameter und Sauerstoffverbrauch des Herzens unter Neuroleptanalgesie. In: W. Henschel: Internat. Symposion

über die postoperative Schmerzbekämpfung und 5. Bremer Neuroleptanalgesie-Symposion.
Schattauer Verlag, Stuttgart 1972, S. 35.

123. Kettler, D.:
Sauerstoffbedarf und Sauerstoffversorgung des Herzens in Narkose.
Anaesthesiologie und Wiederbelebung Bd. 67.
Springer Verlag Berlin-Heidelberg-New York 1973.

124. Kettler, D., Sonntag, H., Donath, K., Regensburger, D., Schenk, H.D.:
Hämodynamik, Myokardmechanik, Sauerstoffbedarf und Sauerstoffversorgung des menschlichen Herzens mit Etomidate.
Anaesthesist 23, 116 (1974).

125. Kettler, D., Sonntag, H., Donath, U., Regensburger, D., Schenk, H.D.:
Hämodynamische Veränderungen und Energieumsatz des menschlichen Herzens während Narkoseeinleitung mit Propanidid.
Anaesthesiologie und Wiederbelebung (im Druck).
Springer Verlag Berlin-Heidelberg-New York.

126. Kety, S.S., Schmidt, C.F.:
The nitrous oxide method for the quantitative determination of cerebral blood flow in man: Theory, procedure and normal values.
J. Clin. Invest. 27, 476 (1948).

127. Kjekshus, J.K.:
Mechanism for Flow Distribution in Normal and Ischemic Myocardium during Increased Ventricular Preload in the Dog.
Circulat. Res. 23, 489 (1973).

128. Klein, M.D., Cohen, L.S., Gorlin, R.:
^{85}Kryptonmyocardial blood flow: precordial scintillation versus coronary sinus sampling.
Amer. J. Physiol. 2o9, 7o5 (1965).

129. Klocke, F.J., Braunwald, E., Ross, J. jr.:
Oxygen cost of electrical activation of the heart.
Circulat. Res. 18, 357 (1966).

13o. Knoebel, S.B., McHenry, P.L., Phillips, J.F., Widlansky, S.:
Atropine-Induced Cardioacceleration and Myocardial Blood Flow in Subjects with and without Coronary Artery Disease.
Amer. J. Cardiol. 33, 327 (1974).

131. Kochsiek, K., Heimburg, P., Harmjanz, D.:
Der Einfluß des sogenannten zentralen Blutvolumens auf den Ablauf von Indikatorverdünnungskurven.
Z. Kreisl.-Forsch. 54, 7o2 (1965).

132. Krayenbühl, H.P.:
Die Dynamik und Kontraktilität des linken Ventrikels.
S. Karger-Verlag Basel-New York 1969.

133. Krebs, R.:
Über die Beteiligung des basalen Sauerstoffverbrauchs, die Aktivierung des Myokards sowie hämodynamischer Parameter am Gesamtsauerstoffverbrauch des Herzens.
Klin. Wschr. 48, 767 (197o).

134. Kreuscher, H., Gauch, W.:
Die Wirkung des Phencyclidinderivates Ketamine (CI 581) auf das kardiovaskuläre System des Menschen.
Anaesthesist 16, 229 (1967).

135. Kreuscher, H., Gauch, H.:
Kreislaufanalytische Untersuchungen bei Anwendung von Ketamine am Menschen.
Anaesthesiologie und Wiederbelebung Bd. 4o, 7o.
Springer Verlag Berlin-Heidelberg-New York 1969.

136. Kübler, W.:
Tierexperimentelle Untersuchungen zum Myokardstoffwechsel im Angina-pectoris-Anfall und beim Herzinfarkt.
Bibl. Cardiol. (Basel), Vol. 21, 1968.

137. Langrehr, D.:
Endoanaesthetische Wirkung von Propanidid und ihre Bedeutung für das Verhalten von Kreislauf und Atmung.
Anaesthesiologie und Wiederbelebung, Bd. 4, 239.
Springer Verlag Berlin-Heidelberg-New York 1965.

138. Langrehr, D., Stolp, W.:
Der Einfluß von Ketamine auf verschiedene Vitalfunktionen des Menschen.
Anaesthesiologie und Wiederbelebung Bd. 4o, 25.
Springer Verlag Berlin-Heidelberg-New York 1969.

139. Lehmann, Ch., Elgert, K., Weber, K.:
Klinische Erfahrungen mit Methohexital-Kurznarkosen.
Z. prakt. Anaesth. Wiederbeleb. 1, 387 (1966).

14o. List, W.F., Hiotakis, K., Gravenstein, J.S.:
Die Wirkung von Thiopental auf die Myokardfunktion.
Anaesthesist 21, 388 (1972).

141. Lochner, W., Mercker, H., Nasseri, M.:
Über den anaeroben Energiegewinn des Warmblüterherzens in situ unter Cyanidvergiftung.
Naunyn-Schmiedeberg's Arch. exper. Path. Pharmak. 236, 365 (1959).

142. Lochner, W.:
Bestimmung des Herzzeitvolumens mittels Verdünnungs- und Injektionsmethoden.
Ärztl. Forsch. 15, 37o (1961).

143. Lochner, W., Oswald, S.:
Eine elektromagnetische Stromuhr zur Messung des Coronarsinusausflusses.
Pflügers Arch. ges. Physiol. 281, 3o5 (1964).

144. Lochner, W.:
Physiologische Grundlagen einer Therapie des Kreislaufversagens.
Anaesthesiologie und Wiederbelebung Bd. 48, 1.
Springer Verlag Berlin-Heidelberg-New York 197o.

145. Lochner, W.:
Herz. In: Physiologie des Kreislaufs, Bd. 1
Ed.: E. Bauereisen, p. 195.
Springer Verlag Berlin-Heidelberg-New York 1971.

146. Lorenz, W., Doenicke, A., Halbach, S., Krumey, I., Werle, E.:
Histaminfreisetzung und Magensaftsekretion mit Propanidid (Epontol).
Klin. Wschr. 47, 154 (1969).

147. Lorenz, W., Doenicke, A.:
Biochemie und Pharmakologie der Histaminfreisetzung durch intravenöse Narkosemittel und Muskelrelaxantien.
Anaesthesiologie und Wiederbelebung Bd. 74, 179.
Springer Verlag Berlin-Heidelberg-New York 1974.

148. Love, W.D.:
Isotopeclearance and myocardial blood flow.
Amer. Heart J. 67, 579 (1964).

149. Lutz, H., Peter, K., Juhran, W.:
Hämodynamische Reaktionen nach Anwendung von Ketamin.
Z. prakt. Anaesth. Wiederbeleb. 7, 8 (1972).

15o. Maas, A.H.J., Hamelink, M.L., de Leeuv, R.J.M.:
An evaluation of the spectrophotometric determination of
Hb-O_2, Hb-CO and Hb in blood with the CO-oximeter IL 182.
Clin.Chim. Acta 29, 3o3 (197o).

151. Magnus, R.:
Körperstellung.
Bd. 6 Julius Springer Verlag Berlin 1924 .

152. Marsboom, R.:
Laboratory results with the Combination-Anaesthetic R 1929 + 7315
in pigs.
Janssen Pharmaceutica, Beerse, Belgien .
Veterinary Research and Development, Report No. 83 .

153. Marschall, M., Lydtin, H., Krawietz, W., Schuckert, G.,
Lohmöller, R., Zöllner, N.:
Erfahrungen mit einer neuen Anaesthesie am Miniaturschwein.
Zbl. Vet. Med. 4 19, 214-218 (1972).

154. Mason, D.T., Sonnenblick, E.H., Ross, J., Covell, J.W.,
Braunwald, E.:
Time to peak dp/dt: A useful measurement for evaluating the
contractile state of the human heart.
Circulation 32, 145 (1965).

155. Mason, D.T., Sonnenblick, E.H., Covell, J.W., Ross, J. jr.,
Braunwald, E.:
Assessment of myocardial contractility in man: Relationship
between the rate of pressure rise and developed pressure

throughout isometric left ventricular contraction.
Circulation 36, 183 (1969).

156. Mason, D.T.:
Usefulness and limitations of the rate of rise of intra-ventricular pressure (dp/dt) in the evaluation of myocardial contractility in man.
Amer. J. Cardiol. 23, 516 (1969).

157. McDonald, R.H.:
Developed tension: A major determinant of myocardial oxygen consumption.
Amer. J. Physiol. 21o, 351 (1966).

158. McKeever, W.P., Hawkins, R., Braun, H.:
Determination of coronary blood flow by the indicator dilution technique.
Clin. Res. 7, 387 (1959).

159. Merin, R.G.:
Myocardial metabolism in the halothane depressed canine heart.
Anesthesiology 31, 2o (1969).

16o. Moir, T.W.:
Measurement of coronary blood flow in dogs with normal and abnormal myocardial oxygenation and function. Comparison of flow by a rotameter and by ^{86}Rb technique.
Circulat. Res. 19, 695 (1966).

161. Monroe, R.G.:
Myocardial oxygen consumption during ventricular contraction and relaxation.
Circulat. Res. 14, 294 (1964).

162. Montel, H., Starke, K., Schürmann, H.J.:
Tierexperimentelle Untersuchungen zum Mechanismus der pulsfrequenz- und blutdrucksteigernden Wirkung des Ketamins.
Anaesthesiologie und Wiederbelebung Bd. 69, p. 77.
Springer Verlag Berlin-Heidelberg-New York 1973.

163. Morgenstern, C., Goebel, H., Lochner, W.:
Die Beurteilung der Kontraktilität des Herzens.
Dtsch. med. Wschr. 97, 1563 (1972).

164. Muggenburg, B.A., Mauderly, J.L.:
Cardiopulmonary function of awake, sedated and anesthetized beagle dogs.
J. Appl. Physiol. 37, 152 (1974).

165. Muscholl, E.:
Diskussionsbeitrag. In: Ketamin
Ed.: M. Gemperle, H. Kreuscher, D. Langrehr
Anaesthesiologie und Wiederbelebung Bd. 69, p. 178.
Springer Verlag Berlin-Heidelberg-New York 1973.

166. Neill, W.A., Phelps, N.C., Oxendine, J.M., Mahler, D.J., Sim, D.N.:
Effect of Heart Rate on Coronary Blood Flow Distribution in Dogs.
Amer. J. Cardiol. 32, 3o6 (1973).

167. Noble, M.J.M., Treuchard, D., Guz, A.:
Left ventricular ejection in conscious dogs.
I: Measurement and significance of the maximum acceleration of blood from the left ventricle.
Circulat. Res. 19, 139 (1966).

168. Nutter, D.O., Noble, R.J., Hurst, J.W.:
III: Peak aortic flow and acceleration as indices of ventricular performance in the dog.
J. Lab. clin. Med. 77, 3o7 (1971).

169. O'Rourke, R.A., Bishop, V.S.:
Cardiovascular hemodynamics in the conscious dog.
Amer. Heart J. 81, 55 (1971).

17o. Parker, J., Khaja, F., Case, R.:
Analysis of left ventricular function by arterial pacing.
Circulation 43, 241 (1971).

171. Patschke, D., Brückner, J.B., Reinecke, A., Schmicke, P., Tarnow, J., Eberlein, H.J.:
Experimentelle Untersuchungen der Kreislaufwirkungen von CT 1341, einem neuen Steroidanaesthetikum.
Anaesthesist 21, 338 (1972).

172. Patschke, D., Brückner, J.B., Gethmann, J.W., Tarnow, J., Weymar, A., Eberlein, H.J.:
Klinische Erfahrungen mit dem neuen Steroidanaesthetikum Althesin.
Vortrag XIII. Gemeinsame Tagung der Deutschen, Österreichischen und Schweizerischen Gesellschaften für Anaesthesiologie und Wiederbelebung, Linz 1973.

173. Patschke, D., Brückner, J.B., Gethmann, J.W., Steiner, A., Tarnow, J., Eberlein, H.J.:
Vergleichende tierexperimentelle Untersuchungen der Herzwirkungen von Glaxo CT 1341, Propanidid, Cremophor EL und Histamin.
Deutsche Gesellschaft für Anaesthesie und Wiederbelebung, S. 573.
Ed.: P. Lawin und U. Morr-Strathmann.
Springer Verlag Berlin-Heidelberg-New York 1974.

174. Patterson, R.E., Kent, B.B., Peirce, E.C.:
A comparison of emperic contractile indices in intact dogs.
Cardiology 57, 277 (1972).

175. Pellegrini, G.:
Der Einfluß der Barbituratnarkose auf die Koronardurchblutung.
Verh. dtsch. Ges. Kreisl.- Forsch. 23, 111 (1957).

176. Piepenbrock, S., Hempelmann, G., Dragojevic, D.:
Intensivmedizinische Überwachung von Patienten nach Herzoperationen unter besonderer Berücksichtigung des Herzzeitvolumens.
Z. prakt. Anaesth. Wiederbeleb. 9,211 (1974).

177. Pütter, J.:
Über den fermentativen Abbau des Propanidids.
Anaesthesiologie und Wiederbelebung Bd. 4, 61.
Springer Verlag Berlin-Heidelberg-New York 1965.

178. Prys-Roberts, C., Meloche, P. Foex, P.:
Studies of anaesthesia in relation to hypertension.
I: Cardiovascular responses of treated and untreated patients.
Brit. J. Anaesth. 43, 122 (1971).

179. Prys-Roberts, C., Greene, L.T., Meloche, R., Foex, P.:
Studies of anaesthesia in relation to hypertension.
II: Haemodynamic consequences of induction and endotracheal intubation.
Brit. J. Anaesth. 43, 531 (1971).

18o. Prys-Roberts, C., Foex, P., Biro, C.P.:
Cardiovascular responses of hypertensive patients to induction of anaesthesia with Althesin.
Postgrad. Med. J. 48, Supp. 2, 8o (1972).

181. Prys-Roberts, C., Gersh, B.J., Baker, A.B., Reuben, S.R.:
The effects of halothane on the interactions between myocardial contractility, aortic impedance and left ventricular performance.
I: Theoretical considerations and results.
Brit. J. Anaesth. 44, 634 (1972).

182. Rau, G.:
Messung der Koronardurchblutung mit der Argon-Fremdgasmethode. Tierexperimente und Untersuchungen am Patienten bei niedriger und hoher Durchblutung.
Arch. Kreisl.- Forsch. 58, 322 (1969).

183. Reeves, T.J., Hefner, L.L., Jones, W.B., Coghlam, C., Prieto, G., Carrol, J.:
The hemodynamic determinants of the rate of change in pressure in the left ventricle during isometric contraction.
Amer. Heart J. 6o, 745 (196o).

184. Römer, D., Weidmann, H.:
Pharmakologische Studien über das neue Antihistaminikum Tavegil.
Med. Welt (Berl.) 17, 2791 (1966).

185. Rohde,W.:
Über den Einfluß der mechanischen Bedingungen auf die Tätigkeit und den Sauerstoffverbrauch des Warmblüterherzens.
Naunyn Schmiedeberg's Arch. Exp.Path. Pharmak. 68, 4o1 (1912).

186. Ross, R.S., Ueda, K., Lichtlen, P.R., Rees, J.R.:
Measurement of myocardial blood flow in animals and man by selective injection of radioactive inert gas into the coronary arteries.
Circulat. Res. 15, 28 (1964).

187. Ross, J. jr., Linhart, J.W., Braunwald, E.:
Effects of changing heart rate in man by electrical stimulation of the right atrium.
Circulation 32, 549 (1965).

188. Ross, J. jr., Covell, J.W., Sonnenblick, E.H., Braunwald, E.:
Contractile state of the heart characterized by force-velocity relations in variably afterloaded and isovolumetric hearts.
Circulat. Res. 18, 159 (1966).

189. Rowe, G.G., Maxwell, G.M., Castillo, C.A., Houston, J.H., Crumton, C.W.:
Hemodynamics of mitralstenosis with special reference to coronary blood flow and myocardial oxygen consumption.
Circulation 22, 559 (196o).

19o. Rowe, G.G.:
Inequalities of myocardial perfusion in coronary artery disease "Coronary steal".
Circulation 42, 193 (197o).

191. Rowe, G.G.:
Responses of the coronary circulation to physiologic changes and pharmacologic agents.
Anesthesiology 41, 182 (1974).

192. Rutishauser, W., Hirzel, H., Amende, I., Mehmel, H., Arbenz, U.:
Myokardfunktion und Koronardurchblutung bei Koronarsklerose.
Schweiz. med. Wschr. 1o2, 17o9 (1972).

193. Sanmarco, M.E., Philips, C.M., Marquez, L.A., Hall, C., Davila, J.C.:
Measurement of cardiac output by thermal dilution.
Amer. J. Cardiol. 28, 54 (1971).

194. Sarnoff, S.J., Braunwald, E., Welch, G.H. jr., Case, R.B., Stainsby, W.N., Macruz, R.:
Hemodynamic determinants of oxygen consumption of the heart with special reference to the tension-time-index.
Amer. J. Physiol. 192, 148 (1958).

195. Savege, T.M., Foley Eleanor, I., Coultas, R.J., Walton, B., Strunin, L., Simpson, B.R., Scott, D.F.:
CT 1341: some effects in man.
Anaesthesia 26, 4o2 (1971).

196. Savege, T.M., Foley, E.I., Simpson, B.R.:
Some cardiorespiratory effects of Cremophor EL in man.
Brit. J. Anaesth. 45, 515 (1973).

197. Schaper, W., Lewi, P., Flameng, W.:
Myocardial steal produced by coronary vasodilation in chronic coronary artery occlusion.
Basic Res. Cardiol. 68, 3 (1973).

198. Schmidt, H.D.:
Die autonome Schrittmacherfrequenz des Hundeherzens.
Pflügers Arch. ges. Physiol. 3o8, 137 (1969).

199. Schorer, R.:
Auswirkungen der Atemmechanik auf den Kreislauf.
Anaesthesiologie und Wiederbelebung Bd. 1o.
Springer Verlag Berlin-Heidelberg-New York 1965.

2oo. Schorer, R.:
Die Technik der Thermo-Injektionsmethode mit Direktanzeige zur Bestimmung des Herzzeitvolumens.
Z. prakt. Anaesth. Wiederbeleb. 2, 28 (1967).

2o1. Sevelius, G., Johnson, P.C.:
Myocardial blood flow determined by surface counting and ratio formula.
J. Lab. clin. Med. 54, 669 (1959).

2o2. Severinghaus, J.W.:
Role of lung factors. In: Uptake and distribution of anesthetic agents. Ed: E.M. Papper and R.J. Kitz.
McGraw-Hill Book Comp., Inc. New York, Toronto, London 1962, S. 59.

2o3. Shimosato, S.:
Isovolemic intraventricular pressure change. An index of myocardial contractility during anesthesia.
Anesthesiology 31, 327 (1969).

2o4. Siegel, J.H., Sonnenblick, E.H.:
Isometric time-tension relationship as an index of myocardial contractility.
Circulat. Res. 12, 597 (1963).

2o5. Siegel, J.H., Sonnenblick, E.H.:
Quantification and prediction of myocardial failure.
Arch. Surg. 89, 1o26 (1964).

2o6. Siegel, J.H., Sonnenblick, E.H., Judge, D., Wilson, W.S.:
The quantification of myocardial contractility in dog and man.
Cardiologia 45, 189 (1964).

2o7. Slama, H., Piiper, J.:
Direktanzeigendes Rechengerät zur Bestimmung des Herzzeitvolumens mit der Thermoinjektionsmethode.
Z. Kreisl.-Forsch. 53, 322 (1964).

2o8. Smith, G., Vance, J.P., Brown, D.M.:
The effect of propanidid on myocardial blood flow and oxygen consumption in the dog.
Brit. J. Anaesth. 45, 691 (1973).

2o9. Solomon, H.A., Sanmarco, M.E., Ellis, R.J.:
Cardiac output determination: Superiority of thermal dilution.
Surg. Forum 2o, 28 (1969).

21o. Soga, D., Brechtelsbauer, H., Beer, R.:
Wirkung von Propanidid, Methohexital und Halothane auf die isometrische Kontraktion des isolierten Herzmuskels.
Z.Prakt. Anaesth. Wiederbeleb. 6, 226 (1971).

211. Soga, D., Beer, R.:
Die Beeinflussung der linksventrikulären Myokardkontraktilität und Hämodynamik durch Epontol beim Hund.
Anaesthesist 2o, 479 (1971).

212. Soga, D., Beer, R.:
Myokardkontraktilität und Narkose.
Anaesthesist 21, 165 (1972).

213. Soga, D., Beer, R.:
Myokardkontraktilität und Hämodynamik im Verlauf einer Methohexital-Narkose.
Anaesthesiologie und Wiederbelebung Bd. 57, 2o.
Springer Verlag Berlin-Heidelberg-New York 1972.

214. Sonnenblick, E.H.:
Implications of muscle mechanics in the heart.
Fed. Proc. 21, 975 (1962).

215. Sonnenblick, E.H., Ross, J., Covell, J.W., Braunwald, E.:
Velocity of contraction as a determinant of myocardial oxygen consumption.
Amer. J. Physiol. 2o9, 919 (1965).

216. Sonnenblick, E.H., Ross, J., Braunwald, E.:
Oxygen consumption of the heart.
Amer. J. Cardiol. 22, 328 (1968).

217. Sonnenblick, E.H., Parmley, W.W., Urschel, C.W.:
The contractile state of the heart as expressed by forces-velocity relations.
Amer. J. Cardiol. 23, 488 (1969).

218. Sonntag, H., Schenk, H.D., Regensburger, D., Kettler, D., Hellberg, K., Knoll, D., Donath, U., Becker, H.:
Effects of Althesin (Glaco CT 1341) on Coronary Blood Flow and Myocardial Metabolism in Man.
Acta anaesth. scand. 17, 218 (1973).

219. Sonntag, H.:
Koronardurchblutung und Energieumsatz des menschlichen Herzens unter verschiedenen Anaesthetika.
Anaesthesiologie und Wiederbelebung Bd. 79.
Springer Verlag Berlin-Heidelberg-New York 1973.

22o. Spieckermann, P.G., Bretschneider, H.J.:
Vereinfachte quantitative Auswertung von Indikatorverdünnungskurven.
Arch. Kreisl.-Forsch. 55, 211 (1968).

221. Spieckermann, P.G., Braun, U., Hellberg, K., Lohr, B., Kettler, D., Nordeck, E., Bretschneider, H.J.:

Überlebens- und Wiederbelebungszeit des Herzens während Ketamine-, Barbiturat- und Halothan-Narkose.
Z. prakt. Anaesth. Wiederbeleb. 6, 367 (197o).

222. Spiller, P., Bostroem, B., Kreuzer, H., Loogen, F.:
Untersuchungen über die Verwendbarkeit eines direktanzeigenden Analogrechners zur Bestimmung des Herzzeitvolumens beim Menschen.
Z. Kreisl.-Forsch. 55, 665 (1966).

223. Starling, E.H., Visscher, M.B.:
An regulation of the energy output of the heart.
J. Physiol. 52, 243 (1927).

224. Stewart, G.N.:
The output of the heart in dogs.
Amer. J. Physiol. 57, 27 (1921).

225. Strauer, B.E.:
Contractile responses to morphine, meperidine, piritramide, and fentanyl: A comparative study on the isolated ventricular myocardium.
Anesthesiology 37, 3o4 (1972).

226. Strauer, B.E.:
Kriterien zur Beurteilung der Myokardkontraktilität am normalen Herzmuskel. I.
Klin. Wschr. 51, 295 (1973).

227. Strauer, B.E.:
Kriterien zur Beurteilung der Myokardkontraktilität am hypertrophierten und insuffizienten Herzen. II.
Klin. Wschr. 51, 3o7 (1973).

228. Swerdlow, M., Moore, B.A.:
A dose duration study with methohexitone.
Brit. J. Anaesth. 41, 54 (1969).

229. Szappanyos, G., Beaumoir, A., Gemperle, G., Gemperle, M., Moret, P.:
The effect of ketamine on the cardiovascular and central nervous system.
Anaesthesiologie und Wiederbelebung Bd. 4o, 7o.
Springer Verlag Berlin-Heidelberg-New York 1969.

23o. Tarnow, J., Schmicke, P.:
Derzeitige Möglichkeiten der Messung der myokardialen Kontraktilität in der Anaesthesiologie und Intensivpflege.
Z. prakt. Anaesth. Wiederbeleb. 7, 322 (1972).

231. Tarnow, J., Brückner, J.B., Eberlein, H.J., Patschke, D., Reinecke, A., Schmicke, P.:
Experimentelle Untersuchungen zur Beeinflussung der Hämodynamik in tiefer Halothannarkose durch Dopamin, Glucagon, Effortil, Noradrenalin und Dextran.
Anaesthesist 22, 8 (1973).

232. Tauchert, M., Cott, L., Perploh, H.D., Strauer, B.E., Bretschneider, H.J.:
Vergleichende Messungen der Coronardurchblutung mit der Argon-Fremdgasmethode und dem Druckdifferenzverfahren.
Pflügers Arch. ges. Physiol. 312, R. 13 (1969).

233. Theye, R.A.:
Calculation of Blood O_2 Content from Optically Determined Hb and Hb O_2.
Anesthesiology 33, 653 (197o).

234. Tomori, Z., Widdicombe, J.G.:
Muscular, bronchomotor and cardiovascular reflexes elicted by mechanical stimulation of the respiratory tract.
J. Physiol. (Lond.) 2oo, 25 (1969).

235. Traber, D.L., Wilson, R.D., Priano, L.L.:
Blockade of the hypertensive response to ketamine.
Anesth. Analg. Curr. Res. 49, 42o (197o).

236. Traber, D.L., Wilson, R.D., Priano, L.L.:
A detailed study of the cardiopulmonary response to Ketamine and as blockade by Atropine.
Southern Med. J. 63, 1o77 (197o).

237. Traber, D.L., Wilson, R.D., Priano, L.L.:
The effect of beta-adrenergic blockade on the cardiopulmonary response to ketamine.
Anesth. Analg. 49, 6o4 (197o).

238. Turnheim, K.:
Zur Physiologie und Pharmakologie des Lungenkreislaufs.
Wien. Klin. Wschr. 86, 552 (1974).

239. Veragut, O.P., Krayenbühl, H.P.:
Estimation and quantification of myocardial contractility in the closed-chest dog.
Cardiologica 47, 96 (1965).

24o. Virtue, R.W., Alants, J.M., Mori, M., Lafargue, R.T., Vogel, J.H.K., Metcalf, D.R.:
An anesthetic agent: 2-orthochlorophenyl, 2-methylaminocyclohexanone, HCL (CI 581).
Anesthesiology 28, 823 (1967).

241. Wallace, A.G., Skinner, N.S., Mitchell, J.H.:
Haemodynamic determinats of the maximal rate of rise
of left ventricular pressure.
Amer. J. Physiol. 2o5, 3o (1963).

242. Westhues, M., Fritsch, R.:
Die Narkose der Tiere.
Paul Parey Verlag, Berlin 1961.

243. Weymar, A., Eigenheer, F., Gethmann, J.W., Reinecke, A.,
Patschke, D., Tarnow, J., Brückner, J.B.:
Tierexperimentelle Untersuchungen zur Wirkung von Etomidate
(R 26 49o - Sulfat) auf den Kreislauf und die myokardiale
Sauerstoffversorgung.
Anaesthesist 23, 15o (1974).

244. Whitwam, J.G.:
The Pharmacology of Brietal Sodium (Methohexitone Sodium).
Anaesthesiologie und Wiederbelebung Bd. 57, 2.
Springer Verlag Berlin-Heidelberg-New York 1972.

245. Wirth, W., Hoffmeister, F.:
Pharmakologische Untersuchungen mit Propanidid. In: K. Horatz,
R. Frey, M. Zindler: Die intravenöse Kurznarkose mit dem neuen
Phenoxyessigsäurederivat Propanidid (Epontol).
Anaesthesiologie und Wiederbelebung Bd. 4.
Springer Verlag Berlin-Heidelberg-New York 1965.

246. Wyant, G.M., Chang, C.A.:
Sodium methohexital: a clinical study.
Canad. Anaesth. Soc. J. 6, 4o (1959).

IX. Sachverzeichnis

Anaesthesiology and Resuscitation · Anaesthesiologie und Wiederbelebung
Anesthésiologie et Réanimation

Lieferbare Bände:

1 Resuscitation Controversial Aspects. Edited by Peter Safar

2 Hypnosis in Anaesthesiology. Edited by Jean Lassner

4 Die intravenöse Kurznarkose mit dem neuen Phenoxyessigsäurederivat Propanidid (Epontol). Herausgegeben von K. Horatz, R. Frey und M. Zindler

5 Infusionsprobleme in der Chirurgie. Herausgegeben von U. F. Gruber und M. Allgöwer

6 Parenterale Ernährung. Herausgegeben von K. Lang, R. Frey und M. Halmágyi

7 Grundlagen und Ergebnisse der Venendruckmessung zur Prüfung des zirkulierenden Blutvolumens. Von V. Feurstein

8 Third World Congress of Anaesthesiology

9 Die Neuroleptanalgesie. Herausgegeben von W. F. Henschel

11 Der Elektrolytstoffwechsel von Hirngewebe und seine Beeinflussung durch Narkotica. Von W. Klaus

12 Sauerstoffversorgung und Säure-Basenhaushalt in tiefer Hypothermie. Von P. Lundsgaard-Hansen

13 Infusionstherapie. Herausgegeben von K. Lang, R. Frey und M. Halmágyi

14 Die Technik der Lokalanaesthesie. Von H. Nolte

15 Anaesthesie und Notfallmedizin. Herausgegeben von K. Hutschenreuter

16 Anaesthesiologische Probleme der HNO-Heilkunde und Kieferchirurgie. Herausgegeben von K. Horatz und H. Kreuscher

17 Probleme der Intensivbehandlung. Herausgegeben von K. Horatz und R. Frey

18 Fortschritte der Neuroleptanalgesie. Herausgegeben von M. Gemperle

19 Örtliche Betäubung: Plexus brachialis. Von Sir Robert R. Macintosh und W. W. Mushin

20 Anaesthesie in der Gefäß- und Herzchirurgie. Herausgegeben von O. H. Just und M. Zindler

21 Die Hirndurchblutung unter Neuroleptanaesthesie. Von H. Kreuscher

22 Ateminsuffizienz. Von H. L'Allemand

23 Die Geschichte der chirurgischen Anaesthesie. Von Thomas E. Keys

24 Ventilation und Atemtechnik bei Säuglingen und Kleinkindern unter Narkosebedingungen. Von J. Wawersik

25 Morphinartige Analgetica und ihre Antagonisten. Von Francis F. Foldes, Mark Swerdlow, and Ephraim S. Siker

26 Örtliche Betäubung: Kopf und Hals. Von Sir Robert R. Macintosh und M. Ostlere

27 Langzeitbeatmung. Von Ch. Lehmann

28 Die Wiederbelebung der Atmung. Von H. Nolte

29 Kontrolle der Ventilation in der Neugeborenen- und Säuglingsanaesthesie. Von U. Henneberg

30 Hypoxie. Herausgegeben von R. Frey, K. Lang, M. Halmágyi und G. Thews

31 Kohlenhydrate in der dringlichen Infusionstherapie. Herausgegeben von K. Lang, R. Frey und M. Halmágyi

32 Örtliche Betäubung: Abdominal-Chirurgie. Von Sir Robert M. Macintosh und R. Bryce-Smith

33 Planung, Organisation und Einrichtung von Intensivbehandlungseinheiten am Krankenhaus. Herausgegeben von H. W. Opderbecke

35 Die Störungen des Säure-Basen-Haushaltes. Herausgegeben von V. Feurstein

36 Anaesthesie und Nierenfunktion. Herausgegeben von V. Feurstein

37 Anaesthesiologie und Kohlenhydratstoffwechsel. Herausgegeben von V. Feurstein

38 Respiratorbeatmung und Oberflächenspannung in der Lunge. Von H. Benzer

39 Die nasotracheale Intubation. Von M. Körner

40 Ketamine. Herausgegeben von H. Kreuscher

41 Über das Verhalten von Ventilation, Gasaustausch und Kreislauf bei Patienten mit normalem und gestörtem Gasaustausch unter künstlicher Totraumvergrößerung. Von O. Giebel

43 Die Klinik des Wundstarrkrampfes im Lichte neuzeitlicher Behandlungsmethoden. Von K. Eyrich

45 Vergiftungen: Erkennung, Verhütung und Behandlung. Herausgegeben von R. Frey, M. Halmágyi, K. Lang und P. Oettel

46 Veränderungen des Wasser- und Elektrolythaushaltes durch Osmotherapeutika. Von M. Halmágyi

47 Anaesthesie in extremen Altersklassen. Herausgegeben von K. Hutschenreuter, K. Bihler und P. Fritsche

48 Intensivtherapie bei Kreislaufversagen. Herausgegeben von S. Effert und K. Wiemers

49 Intensivtherapie beim akuten Nierenversagen. Herausgegeben von E. Buchborn und O. Heidenreich

50 Intensivtherapie beim septischen Schock. Herausgegeben von F. W. Ahnefeld und M. Halmágyi

51 Prämedikationseffekte auf Bronchialwiderstand und Atmung. Von L. Stöcker

52 Die Bedeutung der adrenergen Blockade für den haemorrhagischen Schock. Von G. Zierott

53 Nomogramme zum Säure-Basen-Status des Blutes und zum Atemgastransport. Herausgegeben von G. Thews

54 Der Vena Cava-Katheter. Von C. Burri und D. Gasser

55 Intensivbehandlung und ihre Grenzen. Herausgegeben von K. Hutschenreuter und K. Wiemers

56 Anaesthesie bei Eingriffen an endokrinen Organen und bei Herzrhythmusstörungen. Herausgegeben von K. Hutschenreuter und M. Zindler

57 Das Ultrakurznarkoticum. Methohexital. Herausgegeben von Ch. Lehmann

58 Stoffwechsel. Pathophysiologische Grundlagen der Intensivtherapie. Herausgegeben von K. Lang, R. Frey und M. Halmágyi

59 Anaesthesia Equipment. By P. Schreiber

60 Homoiostase. Wiederherstellung und Aufrechterhaltung. Herausgegeben von F. W. Ahnefeld und M. Halmágyi

61 Essays on Future Trends in Anaesthesia. By A. Boba

62 Respiratorischer Flüssigkeits-Wärmeverlust des Säuglings und Kleinkindes bei künstlicher Beatmung. Von W. Dick

63 Kreislaufwirkungen von nicht depolarisierenden Muskelrelaxantien. Von H. Schaer

64 Sauerstoffüberdruckbehandlung. Probleme und Anwendung. Herausgegeben von I. Prodlesch

65 Der Wasser- und Elektrolythaushalt des Kranken. Von H. Baur

66 Überlebens- und Wiederbelebungszeit des Herzens. Von P. G. Spieckermann

67 Energiebedarf und Sauerstoffversorgung des Herzens in Narkose. Von D. Kettler

68 Anaesthesie mit Gamma-Hydroxibuttersäure. Herausgegeben von W. Bushart und P. Rittmeyer

69 Ketamin. Neue Ergebnisse in Forschung und Klinik. Herausgegeben von M. Gemperle, H. Kreuscher und D. Langrehr

70 Die Sekretionsleistung des Nebennierenmarks unter dem Einfluß von Narkotica und Muskelrelaxantien. Von M. Göthert

71 Anaesthesie und Wiederbelebung bei Säuglingen und Kleinkindern. Herausgegeben von F. W. Ahnefeld und M. Halmágyi

72 Therapie lebensbedrohlicher Zustände bei Säuglingen und Kleinkindern. Herausgegeben von R. Frey, M. Halmágyi und K. Lang

73 Diagnostische und therapeutische Nervenblockaden. Herausgegeben von R. Frey, M. Halmágyi und H. Nolte

74 Intravenöse Narkose mit Propanidid. Herausgegeben von M. Zindler, H. Yamamura und W. Wirth

75 Anesthetic Management of Endocrine Disease. By T. Oyama

76 Diagnostik der Narkose- und Operationsfähigkeit. Herausgegeben von H. Kronschwitz und P. Lawin

77 Herzrhythmus und Anaesthesie. Herausgegeben von H. Nolte und J. Wurster

78 Biotelemetrie – Angewandte biomedizinische Technik. Von H. Hutten

79 Coronardurchblutung und Energieumsatz des menschlichen Herzens unter verschiedenen Anaesthetica. Von H. Sonntag

80 Anaesthesie. Atmung – Kreislauf. Herausgegeben von M. Gemperle, G. Hossli und B. Tschirren

81 Wechselwirkungen von Trometamol. Von H. Helwig

82 Engström-Respirator. Herausgegeben von G. Kalff und P. Herzog

83 Anaesthesie im Alter. Herausgegeben von F. W. Ahnefeld und M. Halmágyi

84 Ethrane. Edited by P. Lawin und R. Beer

85 Blutersatz durch stromafreie Hämoglobinlösung. Von J. M. Unseld

86 Intensivtherapie im Alter. Herausgegeben von K. Lang, R. Frey und M. Halmágyi

87 Notfallversorgung in der Gynäkologie und Geburtshilfe. Herausgegeben von F. W. Ahnefeld und M. Halmágyi

88 Beeinflussung gestörter Thrombozytenfunktion. Herausgegeben von J. Schara

89 Schädigungen des Anaesthesie-Personals durch durch Narkose-Gase und -Dämpfe. Herausgegeben von W. F. Henschel und Ch. Lehmann

90 Anaesthesie und ZNS, Technische Gefahren der Anaesthesie, Medikamentöse Wechselwirkungen, Massivtransfusion. Herausgegeben von H. Bergmann und B. Blauhut

91 Maligne Hyperthermie, Akupunktur, Biomedizinische Technik, Abdominelle Intensivtherapie. Herausgegeben von H. Bergmann und B. Blauhut

92 Anaesthesie in Augen- und HNO-Heilkunde, Blutgerinnung, Blutgasanalyse. Herausgegeben von H. Bergmann und B. Blauhut

93 Respiration, Zirkulation, Herzchirurgie. Herausgegeben von H. Bergmann und B. Blauhut

94 Intensivtherapie. Herausgegeben von H. Bergmann und B. Blauhut

96 Koronardurchblutung und myokardialer Sauerstoffverbrauch während der Narkoseeinleitung. Von D. Patschke